Grosse et naissance

Les checklistes indispensables pour ne rien oublier !

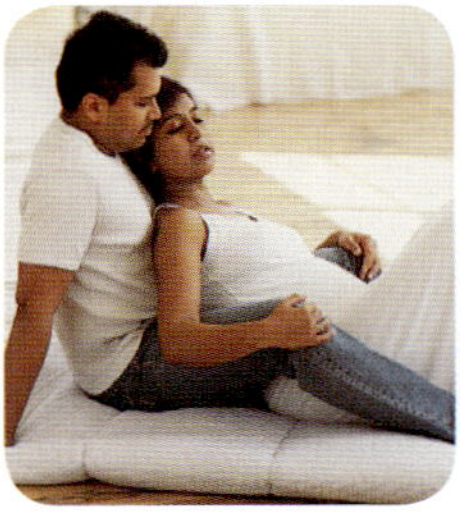
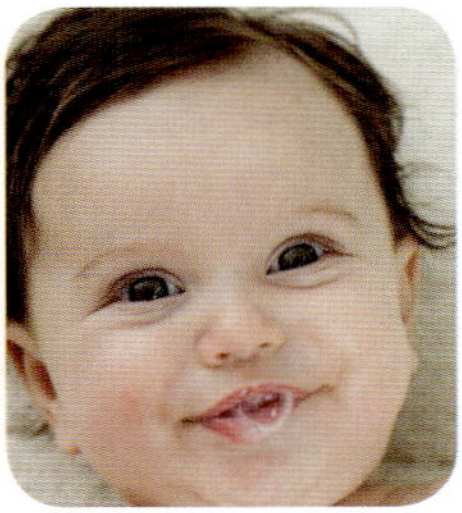
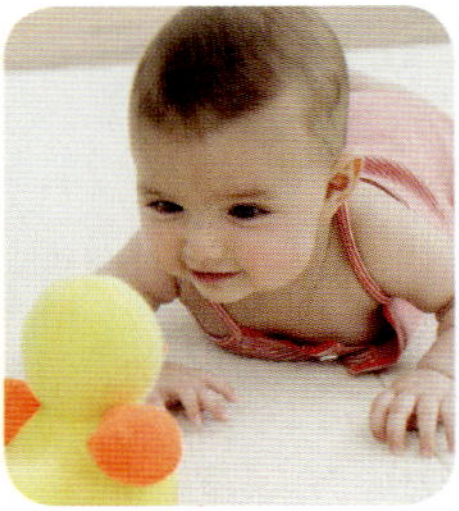

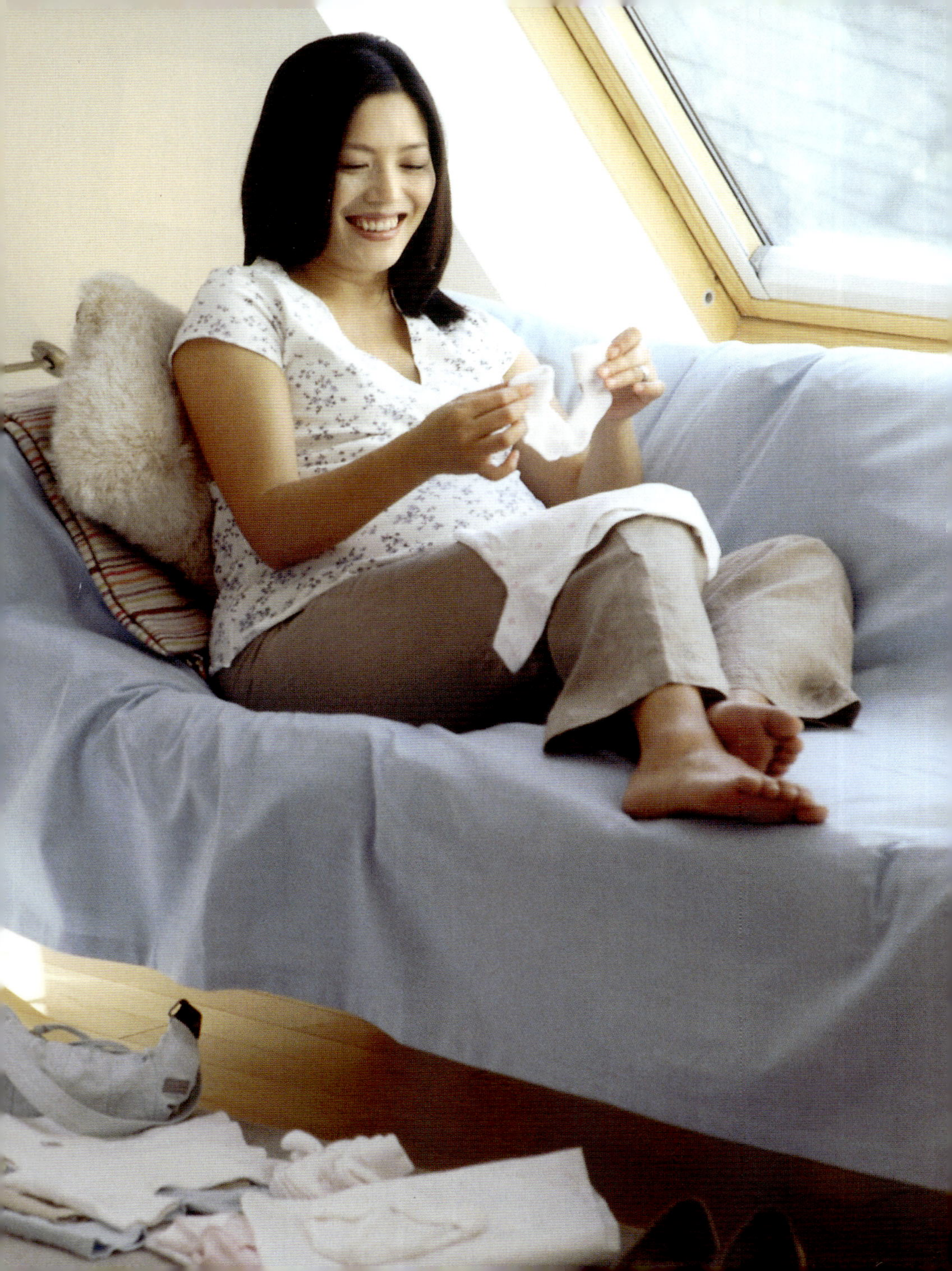

Grossesse
et naissance
Les checklistes indispensables pour ne rien oublier !

Karen Sullivan

VIGOT

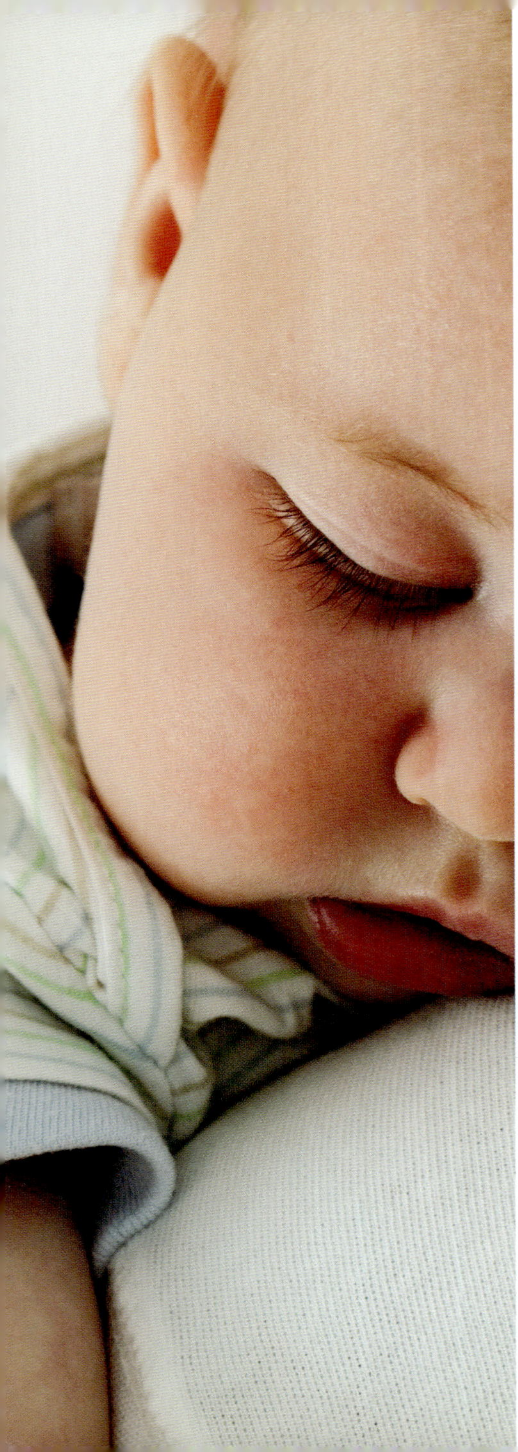

Traduit de l'anglais par Manuel Boghossian

Réalisation de la version française :
Patrick Leleux

Couverture : Claire Guigal

ISBN : 978 2 7114 2101 5
Dépôt légal : septembre 2010
Imprimé en Chine par
Hung Hing Printing Group.

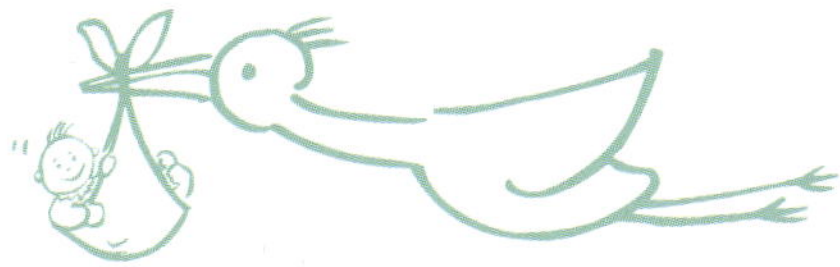

Sommaire

Introduction

Que cela ait été mûrement réfléchi ou que cela soit une heureuse surprise, le fait de se retrouver enceinte est toujours un événement chargé d'émotions et déterminant dans la vie d'une femme. Dès le moment où les taux d'hormones commencent à grimper, on se trouve confrontée au difficile problème d'avoir à mener de front grossesse et vie professionnelle, à planifier l'accouchement et à préparer l'arrivée du bébé. Il y a une quantité vertigineuse de choix à faire, sans mentionner ce que le fait d'être maman pour la première fois peut occasionner d'interrogations.

Tout cela demande que l'on se fasse un peu aider. Ce petit livre vous accompagnera dans toutes vos démarches, du jour où votre grossesse sera confirmée jusqu'à celui où vous reprendrez éventuellement le travail. Vous y trouverez nombre de conseils quant à votre santé et à celle de votre enfant, à l'aménagement et à la décoration de la chambre de bébé, à l'achat des vêtements et accessoires, aux cours de préparation à l'accouchement, au choix du type d'accouchement, à la gestion de la douleur, aux problèmes du sommeil, aux options pour faire garder votre enfant, à la façon de concilier grossesse puis maternité avec votre travail et aux soins courants à apporter aux tout petits.

Nous verrons ensemble comment bien utiliser le budget dont vous disposez pour préparer au mieux l'arrivée du bébé, quels sont les droits et avantages dont vous pouvez bénéficier et les différents examens que vous devrez obligatoirement passer. Vous trouverez des tableaux tout faits pour consigner l'évolution du cycle veille-sommeil de votre enfant, son développement en termes de taille et de poids, ses goûts et réactions en matière d'alimentation, ainsi que toute autre information essentielle permettant de savoir s'il est heureux, en bonne santé et suffisamment stimulé. Nous examinerons le problème des voyages et du transport, nous verrons comment préparer une valise pour la maternité sans rien

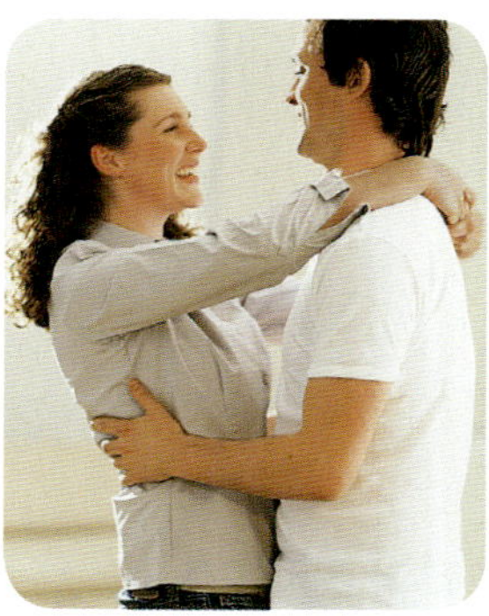

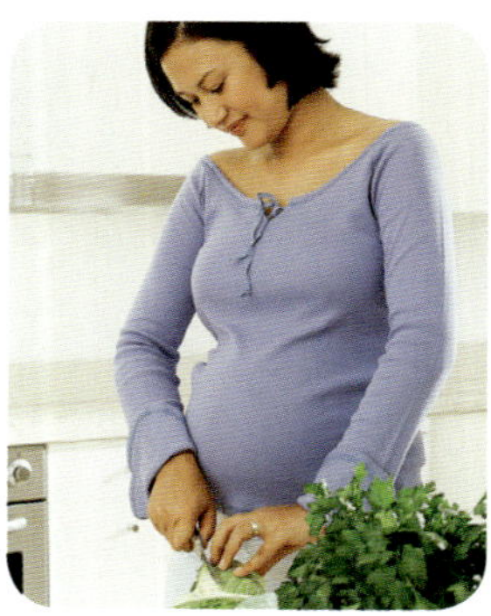

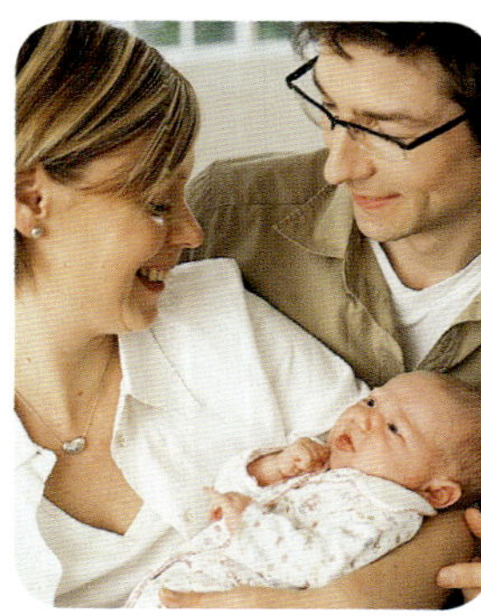

oublier, ce qu'il faut avoir toujours sur soi quand on est enceinte et ce que doit impérativement contenir le sac à langer de bébé. Je vous indiquerai également l'ensemble des symptômes grâce auxquels une femme peut reconnaître que le travail a commencé, et vous donnerai un aide-mémoire complet pour le papa afin que, le moment venu, il sache ce qu'il doit faire.

Une fois que votre bébé sera né, nous verrons quelles sont les formalités à remplir et aborderons la question de l'allaitement et tout ce qui s'y rapporte – la prise du sein, la préparation des biberons, le sevrage, etc. –, du calendrier de vaccination, des maladies infantiles et des maux courants, ainsi que de la poussée dentaire. Je vous aiderai aussi à choisir les meilleurs jouets et activités pour divertir et amuser votre bébé en fonction de son âge, et cela jusqu'à ses 1 an.

Que vous attendiez votre premier enfant ou que vous soyez déjà une maman confirmée, ce livre vous sera d'un grand secours. Le fait que les différents points soient traités sous forme d'aide-mémoire et de listes de vérification vous permettra de vous rendre compte en un clin d'œil de ce dont vous avez besoin dans telle ou telle circonstance ou situation. Vous gagnerez ainsi un temps précieux sans jamais risquer d'être prise au dépourvu. À la fin de chaque liste, vous trouverez quelques lignes vides pour ajouter des choses qui vous paraissent importantes. Vous aurez ainsi entre les mains un guide complet et personnalisé pour aborder sereinement grossesse, accouchement et maternité.

Karen Sullivan

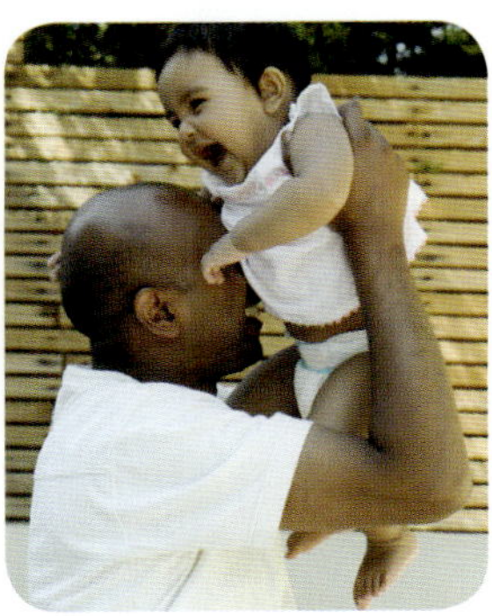
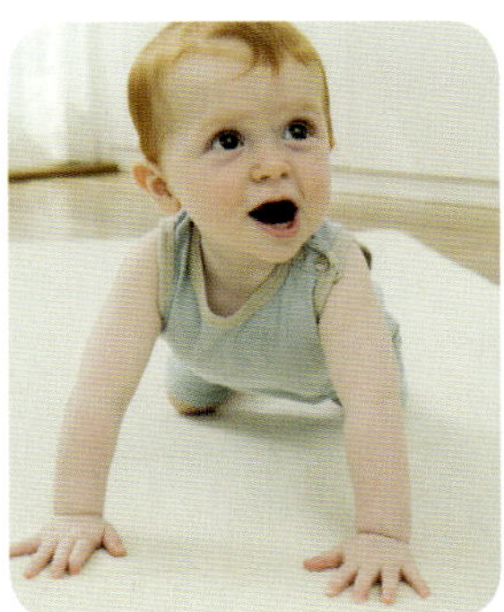
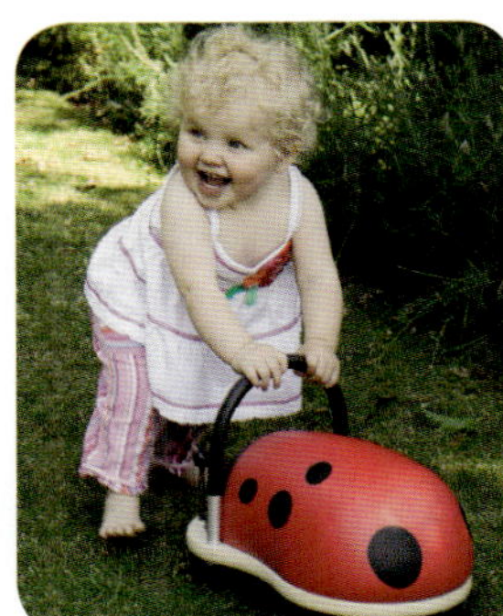

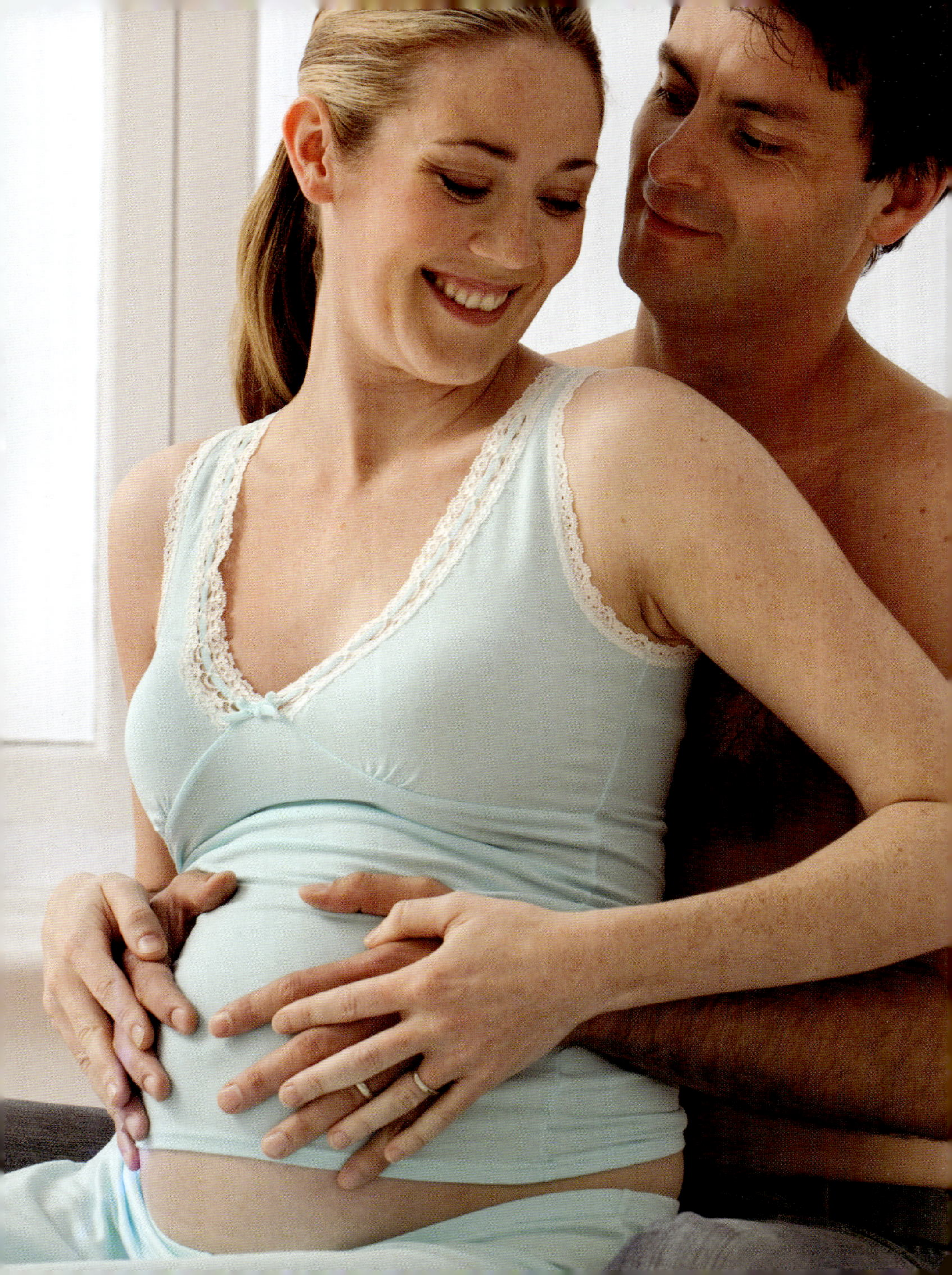

La grossesse

Que faire si votre test est positif

La confirmation de votre grossesse annonce le début d'un nouveau chapitre dans votre vie. C'est le moment de commencer à planifier et à préparer les bouleversements à venir. Il se peut que vous soyez partagée entre joie et inquiétude. Cela est tout à fait normal. Vous préparer dès maintenant vous aidera à intégrer votre nouveau statut.

- ○ **Faites un deuxième test** : bien que les tests de grossesse soient aujourd'hui très fiables, une erreur est toujours possible.
- ○ **Prenez rendez-vous chez votre gynécologue** : après avoir constaté l'effectivité de votre grossesse, il vous remettra un document déclaratif à adresser à la caisse d'assurance-maladie et à la CAF.
- ○ **Voyez avec votre médecin traitant si vous êtes à jour dans vos vaccins.**
- ○ **Évitez de prendre des médicaments** auxquels vous n'êtes pas habituée et consultez votre médecin avant d'entreprendre un quelconque traitement.
- ○ **Calculez la date théorique de l'accouchement** (voir encadré page suivante).
- ○ **Si vous ne prenez pas encore d'acide folique,** voyez avec votre praticien pour commencer cette supplémentation, car ce complément est essentiel pour le développement du fœtus.
- ○ **Cessez toute consommation d'alcool et de tabac**, dont il est désormais prouvé qu'ils peuvent engendrer des problèmes chez le bébé.
- ○ **Prenez de bonnes habitudes alimentaires** (voir pages 18-19), en mangeant beaucoup de fruits et légumes frais, des protéines maigres, de bons glucides et des produits riches en fer et en acide folique.
- ○ **Faites de l'exercice, régulièrement, mais sans excès** : rester en forme facilite la grossesse et l'accouchement (voir pages 28-29).
- ○ **Réduisez votre consommation de café** ou passez au déca ou aux infusions ; la caféine à forte dose a un risque abortif.
- ○ **Soyez à l'écoute de votre corps** : si vous vous sentez fatiguée, faites un somme ; si vous avez faim, prenez un encas. La meilleure façon de gérer les symptômes de la grossesse est d'écouter les signaux émis par le corps et d'y répondre.
- ○ **Annoncez la bonne nouvelle** : certaines femmes préfèrent attendre la première échographie ou avoir passé le cap des 12 semaines, mais il n'y aucune raison pour que vous ne fassiez pas part à quelques personnes de votre entourage de l'heureux événement en perspective.

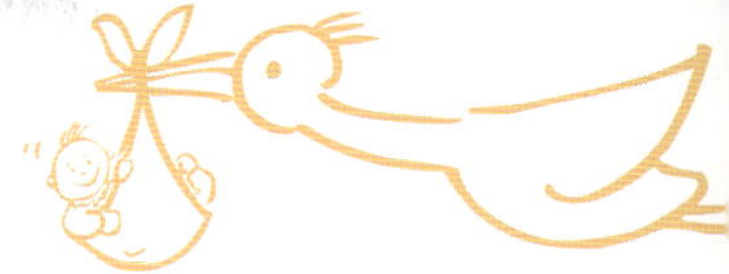

- **Assurez-vous d'un bon réseau de soutien** – en dehors de votre partenaire, amis, membres de la famille, ainsi que médecin et sage-femme – capable de répondre à la foultitude de questions qui ne manqueront pas de surgir durant les quelques mois à venir.
- **Intégrez un groupe de discussion en ligne de femmes enceintes et jeunes mamans**, avec qui partager conseils, idées et impressions.
- **Commencez un journal de grossesse** dans lequel vous noterez la façon dont vous vous sentez, les symptômes que vous ressentez et tous vos espoirs et projets pour les mois à venir ; demandez au futur papa ou à une amie de vous prendre en photo chaque mois, afin de conserver trace de l'évolution de votre corps.
- **Investissez dans quelques livres sur la grossesse** pour mieux suivre ce qui se passe en vous.
- **Renseignez-vous au sujet des cours de préparation à l'accouchement** : bien qu'il vous reste plusieurs mois avant de commencer, il est préférable de s'inscrire au plus vite pour être sûre d'avoir une place.
- **Inscrivez-vous à un suivi de grossesse jour après jour par mail**, basé sur la date estimée de votre terme ; renseignez-vous sur les sites les plus intéressants en naviguant sur des forums de futurs parents, par exemple sur www.famili.fr ou www.magicmaman.com.
- **Savourez votre grossesse.**
- ....

Date théorique de l'accouchement

Cette date se calcule en ajoutant sept jours au premier jour du dernier cycle menstruel, puis en ôtant trois mois. Si vos dernières règles ont commencé le 1er février, le bébé arrivera donc aux alentours du 8 novembre. Certains experts estiment que les femmes d'origine européenne dont c'est le premier enfant peuvent ajouter 15 jours à cette date. Dans tous les cas, la première échographie permettra de connaître de façon exacte la date du terme.

Consultations, analyses et échographies

Une fois la grossesse confirmée, vous devrez vous soumettre à une surveillance prénatale qui permettra de vérifier que tout se passe normalement. Les consultations sont des moments excitants, riches en attentes, anticipations et interrogations. Examens prénataux, analyses et échographies seront pour vous l'occasion de poser des questions et de vous sentir rassurée.

Consultations prénatales obligatoires

En France, sept consultations auprès d'un médecin ou d'une sage-femme sont exigées ; le calendrier est fixé par la caisse d'assurance-maladie :

- **Avant la 15e semaine d'aménorrhée (SA)** – diagnostic de grossesse.
- **Au cours du 4e mois.**
- **Au cours du 5e mois.**
- **Au cours du 6e mois.**
- **Au cours du 7e mois.**
- **Au cours du 8e mois.**
- **Au cours du 9e mois** – si l'accouchement n'a pas déjà eu lieu.

Examens sanguins

Lors de la première consultation, le médecin vous prescrira des analyses de sang pour :

- **Déterminer votre groupe sanguin** (ABO) si c'est votre première grossesse.
- **Déterminer votre phénotype Rhésus et Kell (positif ou négatif),** également en cas de première grossesse.
- Le dépistage du **VIH.**
- Le dépistage de la **syphilis.**
- Le dépistage de l'**hépatite B.**
- La recherche d'immunité contre la **rubéole** et la **toxoplasmose.**
- La recherche d'**anomalies érythrocytaires**, comme la drépanocytose.

Échographies

À moins d'une grossesse à risque, le nombre d'échographies remboursées est de trois. Elles sont pratiquées :

- **Entre la 11e et la 13e SA** : pour confirmer la date du terme, déceler la présence de jumeaux et mesurer la clarté nucale afin d'évaluer le risque de trisomie 21.
- **Entre la 21e et la 23e SA** : pour s'assurer que le fœtus se développe normalement et que le placenta est bien positionné.
- **Entre la 31e et la 34e SA** : pour vérifier la croissance des organes, les battements du cœur et la position du cordon ombilical.

Triple test

- **Entre la 15e et la 18e SA** : le triple test ou prise de sang HT21 est un examen sanguin facultatif consistant à quantifier trois marqueurs sériques : l'HCG, hormone placentaire, l'œstradiol non conjugué et l'alpha-protéine fœtale, afin de mesurer le risque de certaines anomalies, comme la trisomie 21 ou le spina bifida.

Autres examens

- Des **analyses d'urine** seront effectuées tous les mois pour détection de la présence d'albumine, signe possible de pré-éclampsie, ou de sucre, signe possible de diabète gestationnel, et recherche d'infection urinaire.
- La **pression artérielle** est mesurée tous les mois, l'hypertension pouvant être signe de pré-éclampsie.

Si le triple test révèle un risque élevé de trisomie 21 ou autre anomalie chromosomique, on vous proposera les examens suivants :

- **Choriocentèse** ou biopsie du trophoblaste, consistant à prélever quelques échantillons de villosités choriales (petites excroissances à la surface du placenta) afin de lire l'information génétique qui s'y trouve :
    - Entre la 11e et la 13e semaine, l'intervention se fait à travers le col de l'utérus, au moyen d'un cathéter ou d'une pince fine.
    - Après la 13e semaine, la voie transabdominale, au moyen d'une seringue, est préférée.
- **Amniocentèse**, consistant à prélever, pour analyse, du liquide amniotique dans l'utérus au moyen d'une seringue ; cet examen s'effectue après la 14e semaine.

Budgéter l'arrivée de votre bébé

Les débuts de la grossesse sont le meilleur moment pour examiner d'un peu plus près votre situation financière et commencer à provisionner. Il ne fait aucun doute qu'avoir un bébé entraîne des frais, mais en serrant un peu le budget et en rognant éventuellement sur certains postes, vous aurez une maîtrise suffisante des flux pour profiter pleinement de votre nouvelle vie.

- ○ **Calculez combien vous dépensez chaque mois** (en incluant toutes les dépenses obligatoires, virements, remboursements, etc.).
- ○ **Comparez les offres des différents services financiers**, et n'hésitez pas à en changer.
- ○ **Préférez les cartes de paiement à débit immédiat** et notez dans votre agenda les échéances de paiement de vos cartes de crédit de façon à ne pas payer d'intérêts ; vous pourrez ainsi faire de substantielles économies.
- ○ **Contrôlez vos relevés de compte** pour vérifier qu'il n'y a pas d'erreur dans vos prélèvements et débits immédiats.
- ○ **Jetez un œil sur vos dépenses par cartes de crédit** ; si vous avez plusieurs crédits à la consommation en cours, peut-être serait-il judicieux de contracter un prêt unique pour les rembourser, avec un taux d'intérêt plus intéressant et des mensualités plus souples.
- ○ **Calculez votre balance dépenses/recettes** en vous basant sur les revenus auxquels vous aurez droit au titre du congé maternité – pour cela renseignez-vous après de votre caisse d'allocation – et voyez combien il vous restera à la fin de chaque mois.
- ○ **Faites comme si vous alliez avoir moins d'entrées d'argent que ce que vous prévoyez**, de manière à être plus à l'aise si vous décidez de reprendre le travail plus tard ou à temps partiel.
- ○ **Vérifiez que vous bénéficiez bien de tout ce à quoi vous pensez avoir droit.**
- ○ **Les frais de garde seront peut-être le poste le plus important** ; renseignez-vous sur les crédits d'impôt, les aides et les possibles financements par l'employeur.
- ○ **Étudiez le problème de la voiture** : vous allez avoir besoin d'un véhicule pratique et fiable – si vous avez un deux-places, il faudra prévoir quelque chose de plus spacieux – ; renseignez-vous plutôt sur les occasions, car les voitures neuves perdent rapidement de leur valeur.

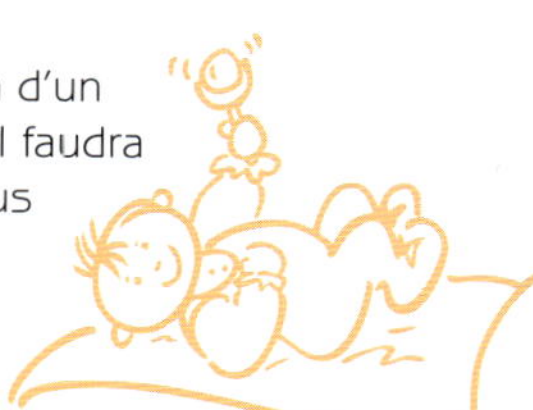

- **Commencez à mettre un peu d'argent de côté chaque mois** pour après l'accouchement, même quelques dizaines d'euros.
- **Additionnez tous les frais liés à votre bébé,** en incluant les frais de garde, les baby-sittings, les couches, le lait maternisé, les accessoires et vêtements, le nécessaire de toilette, les jouets et les livres...
- **Achetez chaque mois un objet indispensable**, pour étaler les dépenses.
- **Créez une liste de naissance** sur laquelle vous ferez figurer les principaux équipements, tels que lit, poussette ou siège auto, afin que vos parents et amis puissent se cotiser (voir page 78).
- **Gardez présent à l'esprit que les produits les plus chers** ne pas sont forcément les meilleurs.
- **Ne faites pas la fière !** Voyez avec vos amis et parents ayant eu récemment des enfants s'ils ne peuvent pas vous prêter des accessoires et des vêtements, et consultez régulièrement les offres d'objets d'occasion sur eBay ou autres sites Internet.

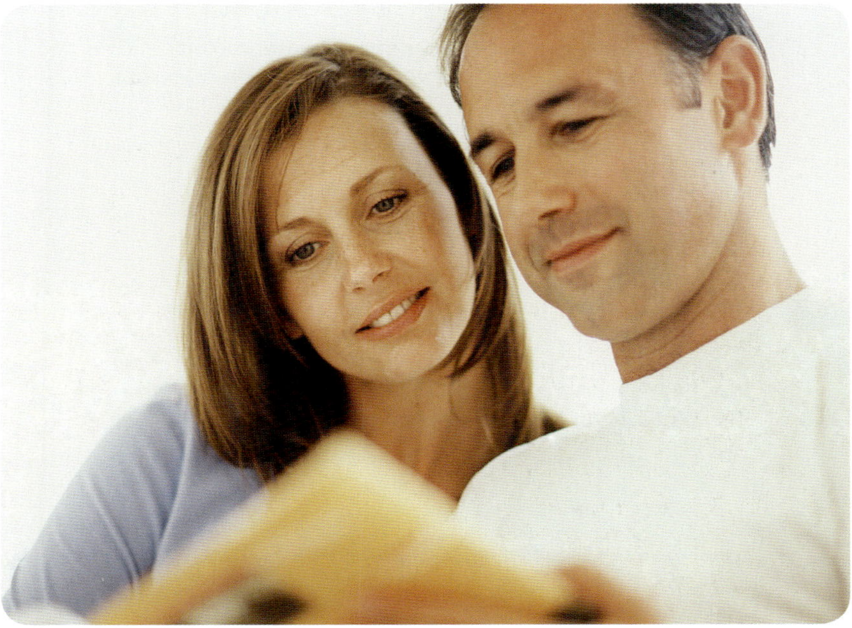

Votre garde-robe de base

La grossesse est bien sûr l'occasion toute trouvée pour renouveler sa garde-robe, mais il est quand même conseillé de se refréner un peu car la plupart des vêtements que vous allez acheter ne resserviront plus. Voici quelques conseils pour bien vous habiller sans vous ruiner.

- **Pensez aux saisons quand vous faites les magasins**, de manière à ne pas vous retrouver avec une collection de tops à manches longues si votre dernier trimestre de grossesse tombe en été.
- **Commencez par acheter quelques articles**, puis agrandissez votre garde-robe au fur et à mesure des besoins, en misant sur deux tenues par mois jusqu'au terme.
- **Pour le bureau, achetez quelques vêtements simples et basiques**, que vous accessoiriserez avec des écharpes et des bijoux.
- **N'hésitez pas à accepter les vêtements de grossesse** que vos amies et parentes vous proposeront ; en les portant à la maison, cela vous permettra de consacrer un peu plus d'argent aux tenues pour le travail.
- **Ne perdez pas de vue votre propre style et votre confort** : si vous n'étiez pas à l'aise en robe ou en veste courte, il y a peu de chance que cela change une fois enceinte.
- **Achetez des vêtements confortables et de qualité**, car vous allez beaucoup les porter.
- **Investissez dans l'achat de deux soutiens-gorge de qualité** pour femme enceinte, et ne vous étonnez pas s'il vous faut les remplacer d'ici quelques mois.
- **L'achat de culottes de grossesse est une dépense inutile** : contentez-vous de quelques culottes de la taille au-dessus de votre taille habituelle. Ce conseil ne vaut pas pour les autres vêtements de grossesse, que vous devez prendre dans votre taille et sont conçus pour s'adapter à l'augmentation du volume du ventre et des seins.
- **Il vaut la peine d'investir dans l'achat d'un bon pantalon de grossesse**, quelque chose d'élastique et d'ajustable au niveau de la taille ; ou bien choisissez un pantalon taille basse d'où le ventre peut sortir.
- **Si vous avez un vieux jean** prêt à être recyclé, coupez la partie avant et cousez à la place un morceau de tissu élastique.

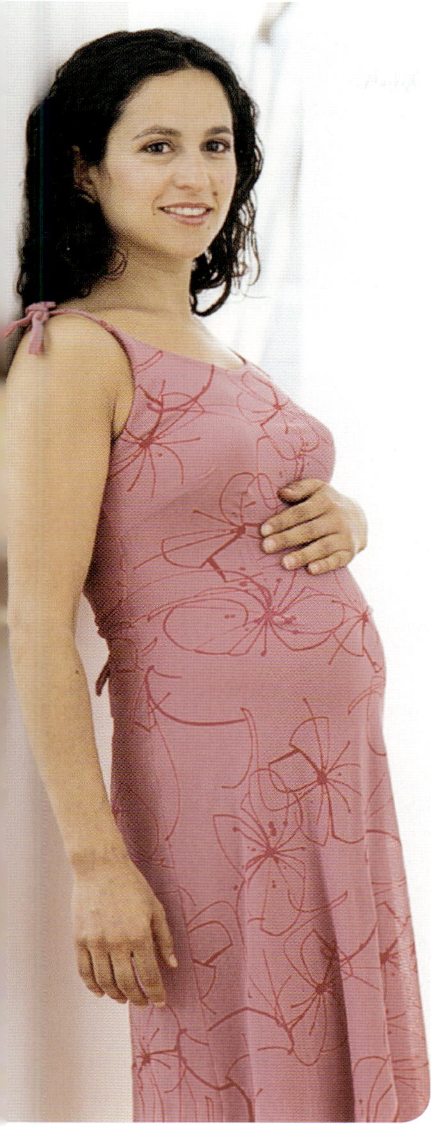

- **Faites une razzia dans l'armoire à vêtements du papa** : avec une ceinture passée sous le ventre, T-shirts, chemises et gilets peuvent faire des vêtements de grossesse tout à fait acceptables, qui ne grèveront pas votre budget.
- **Les robes coupe Empire** vous accompagneront tout au long de votre grossesse.
- **Vous pouvez acheter un bandeau de grossesse** pour combler le vide entre vos chemisiers ou T-shirts et votre pantalon lorsque votre ventre commencera à prendre de l'ampleur.
- **N'oubliez pas les chaussures** : le centre de gravité change lorsqu'on est enceinte, car le poids se déporte sur l'avant ; les talons hauts sont déconseillés (pas seulement du fait de l'inconfort, mais aussi du risque de chute) ; choisissez des ballerines ou chaussures à talons plats élégantes.
- **L'été**, préférez des vêtements en fibres naturelles, comme le lin ou le coton ; des robes et pantalons amples et des T-shirts ou chemisiers flottants vous permettront de vous sentir à l'aise en toute occasion.
- **Réfléchissez-y à deux fois avant d'investir dans l'achat d'un manteau d'hiver** : vous risquez d'avoir chaud en fin de grossesse et trouverez alors plus confortable d'avoir plusieurs épaisseurs de tricots sur vous plutôt qu'un gros manteau ou une doudoune.
- ______________________

L'alimentation durant la grossesse

Vous êtes certainement déjà au courant que la façon dont on s'alimente durant la grossesse importe beaucoup. Manger sainement permet non seulement de fournir au bébé tous les nutriments dont il a besoin pour une croissance et un développement optimaux, mais aussi de réduire le risque de complications liées à la grossesse. Bien manger vous apportera toute l'énergie nécessaire. Voici, catégorie par catégorie, ce que doit comprendre votre régime alimentaire :

- **Des légumes secs et des céréales complètes** – pain, pâtes, riz brun, orge, avoine ou quinoa – pour des apports soutenus en énergie, en fibres (voir page suivante) et en vitamines B, indispensables.
- **De bonnes sources de calcium** pour favoriser le développement des os et des dents chez le bébé ; le calcium est présent en quantité intéressante dans les produits laitiers, certains produits à base de soja, les légumes feuilles et certains poissons.
- **De l'acide folique** pour le système nerveux de votre enfant ; il y en a dans les légumes vert foncé, les fruits à coque et les céréales complètes.
- **Des protéines**, nécessaires pour le développement de toutes les cellules en formation ; pour des protéines de bonne qualité, privilégiez les légumes secs, les céréales complètes, les fruits à coque, le soja, les produits laitiers, les œufs, la viande maigre, la volaille et le poisson.

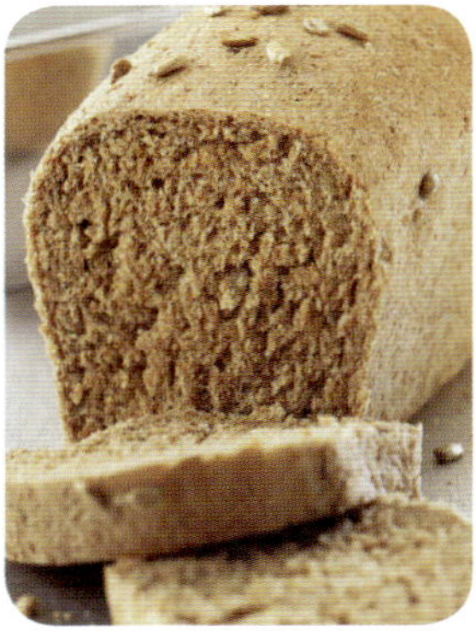

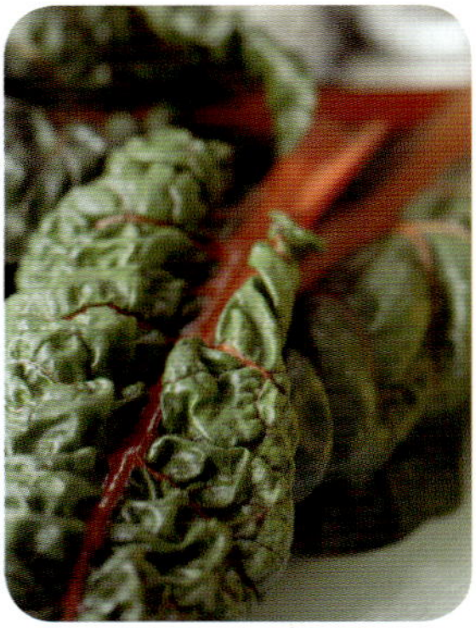

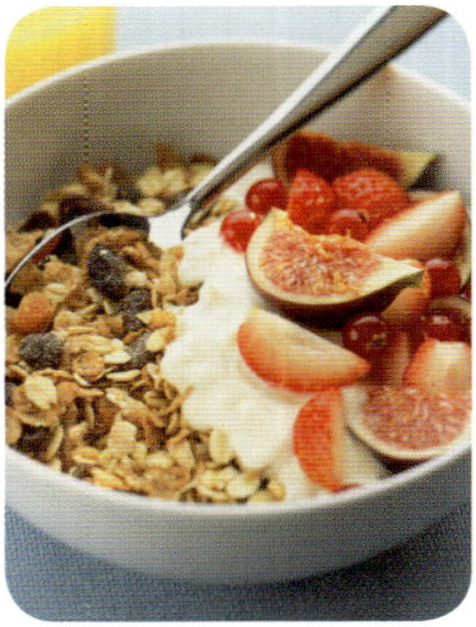

- **De la vitamine C**, qui non seulement aide l'organisme à combattre les infections, mais optimise aussi l'absorption du fer et contribue à la constitution d'un placenta solide ; les fruits et légumes sont riches en vitamine C.
- **Des aliments riches en fer**, qui diminuent le risque d'anémie et permettent au bébé de se constituer des réserves de fer suffisantes ; privilégiez la viande rouge maigre, les légumes feuilles, le poisson, les fruits secs, la betterave, le pain complet et les céréales enrichies en fer.
- **Des fibres,** pour une bonne absorption des nutriments et un transit intestinal régulier ; les céréales complètes en contiennent beaucoup.
- **Des acides gras essentiels**, indispensables pour le développement de l'enfant, notamment en ce qui concerne le système nerveux, le cerveau et la vue ; les principales sources en sont les œufs, les fruits à coque, les graines et les poissons gras d'eau froide (comme le saumon ou le maquereau).
- **De l'eau minérale,** pour vous maintenir, vous et votre bébé, bien hydratés.
- ....

Les aliments à éviter durant la grossesse

- **Le foie et l'huile de foie de morue**, qui peuvent entraîner un apport trop important en vitamine A d'origine animale, corrélé à un risque de fausse couche.
- **Les pâtés**, car ils peuvent contenir des germes pathogènes.
- **Les fromages à pâte molle ou de type bleu non pasteurisés**, car ils peuvent être porteurs de *Listeria*.
- **Les œufs crus ou mollets**, car ils peuvent contenir des salmonelles.
- **La viande ou le poisson crus ou insuffisamment cuits**, car ils peuvent contenir des salmonelles ou *Toxoplasma gondii*, agent de la toxoplasmose.
- **La salade en sachet,** en raison du risque de listériose.
- **Les poissons gras en trop grande quantité**, car ils peuvent contenir des polluants tels que dioxines, mercure ou des PCB (polychlorobiphényles) ; mangez-en deux fois par semaine, pas plus.
- ....

Les meilleurs encas

Il y a non seulement le problème de la glycémie, qui a tendance à faire du Yo-Yo, rendant la femme enceinte fatiguée et léthargique, mais aussi la nécessité de faire régulièrement le plein pour répondre aux demandes nouvelles auxquelles le corps doit répondre. Concevez vos encas comme des mini-repas. Ils doivent être équilibrés et contenir beaucoup de nutriments indispensables (voir pages 18-19), sans calories vides.

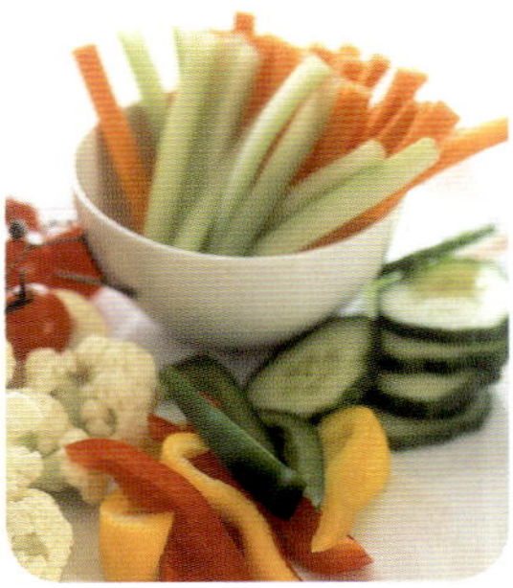

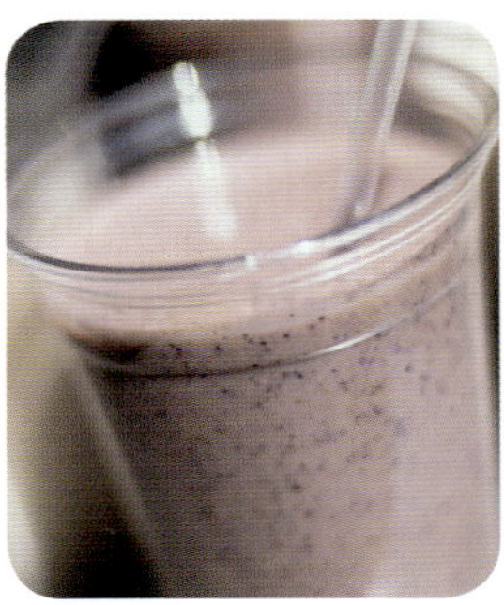

Quelques exemples :

- **Noix ou graines.**
- **Yaourts nature avec fruits frais.**
- **Fruits et légumes frais en bâtonnets, à tremper dans une sauce.**
- **Tartines avec pâte à tartiner aux noisettes ou confiture à teneur élevée en fruit.**
- **Smoothies aux fruits.**
- **Soupes de légumes.**
- **Fruits secs.**
- **Barres de céréales de qualité, pauvres en sucre.**
- **Bâtonnets de fromage.**
- **Petits sandwichs avec beaucoup de salade.**
- **Salades de pâtes ou taboulé, avec beaucoup de légumes.**
- **Muesli complet sans sucre.**
- **Œufs durs.**

Encas du soir

Mangez un petit quelque chose avant de vous coucher de manière à ne pas être réveillée dans la nuit par la faim. Privilégiez la dinde, les produits laitiers et le thon, car ils sont riches en tryptophane, acide aminé favorisant le sommeil.

Le nécessaire de la femme enceinte

Le fait d'avoir en permanence sous la main, dans un sac, tout ce qui permet de gérer les symptômes et les aléas de la grossesse vous rassurera et vous évitera de vous retrouver prise au dépourvu.

- **Des serviettes hygiéniques de grande taille**, en cas de pertes de sang ou d'eau.
- **Un sac en plastique ou en papier doublé**, au cas où vous seriez prise de vomissements.
- **Une brosse à dents de voyage**, en cas de vomissements.
- **Un petit brumisateur**, pour vous rafraîchir en cas de bouffées de chaleur.
- **Une bouteille d'eau,** pour que vous et votre bébé restiez bien hydratés.
- **Une crème ou lotion** hydratante et antiprurigineuse.
- **Des lingettes** pour vous rafraîchir.
- **Le numéro de téléphone de votre médecin, de votre obstétricien et de votre maternité.**
- **Les coordonnées de la personne à contacter** en cas d'urgence
- **Un flacon ou des pastilles de *Rescue Remedy* ou *Emergency Essence*** (Fleurs de Bach), en cas de crise d'angoisse ou de stress.
- **Des encas sains** pour stabiliser la glycémie et soulager les nausées.
- **Un antiacide adapté.**

À quoi porter une vigilance particulière ?

Si vous mettez une paire de chaussures en plus dans votre sac, veillez à bien les emballer dans un sac en plastique afin d'empêcher les microbes du sol de se répandre. Pensez toujours à rincer votre bouteille d'eau avant de la remplir à nouveau pour empêcher la multiplication des bactéries, et jetez systématiquement les mouchoirs usagés, susceptibles de contenir des germes.

Droits et avantages

La grossesse et la maternité donnent droit à un certain nombre d'avantages octroyés par l'État et les employeurs. Renseignez-vous au plus vite pour savoir ce à quoi vous pouvez prétendre en fonction de votre situation professionnelle et des conventions collectives.

- **En France, la durée du congé maternité dépend du type de grossesse et de la situation familiale** :
  - 16 semaines (6 avant et 10 après l'accouchement) pour une grossesse simple et moins de deux enfants déjà à charge.
  - 26 semaines (8 avant et 18 après l'accouchement ou 10 et 16) pour une grossesse simple et deux enfants ou plus déjà à charge.
  - 34 semaines (12 avant et 22 après l'accouchement ou 16 et 18) pour des jumeaux, qu'il y ait ou non des enfants déjà à charge.
  - 46 semaines (24 avant et 22 après l'accouchement) pour des triplés.
- Il est **interdit de travailler durant le congé maternité**, mais vous pourrez, en accord avec votre employeur, rester en contact avec l'entreprise afin de faciliter votre retour.

Montant des indemnités journalières

- Pour les **salariées**, le montant des indemnités journalières est calculé sur la base des 3 derniers mois de salaire soit : salaire net/90 ; pour y prétendre, il faut aussi avoir effectué un minimum de 200 heures au cours d'une période de 3 mois ou cotisé 1 015 fois le SMIC horaire au cours d'une période de 6 mois.
- Pour les **demandeuses d'emploi**, les indemnités journalières sont attribuées et calculées en fonction de l'activité salariée avant indemnisation chômage.
- Pour les **professions libérales**, l'attribution et le calcul des indemnités journalières dépendent du domaine d'activité. Renseignez-vous auprès de votre caisse.

Avantages durant le congé maternité

- Il est important de **consulter votre convention collective ou les accords d'entreprise** en ce qui concerne les avantages durant une interruption pour congé maternité. En ce qui concerne les congés payés, la loi prévoit que les salariées de retour d'un congé maternité peuvent prendre leurs congés payés annuels en dehors des dates fixées au cas où le congé maternité coïnciderait avec la période des congés annuels.
- Durant le congé maternité, l'employeur doit continuer à cotiser aux **mutuelles de retraite et de santé.**

Dispositions spécifiques

- Si vous êtes salariée, consultez votre **convention collective et les accords d'entreprise**, car il se peut qu'ils prévoient des avantages supplémentaires, tels que :
  - Prolongement du congé maternité financé par l'employeur.
  - Garantie de réintégration dans le poste antérieur ou un poste équivalent, même en cas de retour après le délai prévu.
  - Aménagements d'horaires avant et après le congé maternité.

Droits

- **Vous avez le droit de prendre sur vos heures de travail** pour vous rendre aux examens prévus, avant et après le congé maternité.
- **Des règles particulières de santé et de sécurité s'appliquent** (voir page 25).
- **L'employeur ne peut pas changer les termes et conditions de votre contrat de travail sans votre accord** durant votre absence pour congé maternité.

Autorisations d'absence

Vous bénéficiez d'autorisations d'absence sans retenue sur salaire non seulement pour les consultations et examens prénataux, mais aussi pour les séances de préparation à la naissance et tout ce qui vous sera préconisé par le médecin ou la sage-femme.

Votre kit pour le bureau

Être bien préparée à faire face aux symptômes de la grossesse durant les heures de travail vous permettra de garder confiance en vous et de rester professionnelle moyennant un minimum d'aménagements. Prévoyez pour cela :

- ○ **Des bouteilles d'eau minérale** pour vous hydrater et rester alerte.
- ○ **Du déca ou des infusions.**
- ○ **Des encas sains et équilibrés**, pour ne pas flancher (voir page 20).
- ○ **Des remèdes naturels** contre les maux de tête, les aigreurs et les nausées (voire pages 36-37).
- ○ **Un coussin, un coussin chauffant ou une bouillotte** contre le mal de dos.
- ○ **Un repose-pieds** à mettre sous votre bureau.
- ○ **Un réveil**, au cas où vous parviendriez à vous assoupir un peu durant la pause
- ○ **Une brosse à dents et du dentifrice**, pour vous rafraîchir en cas de vomissements.
- ○ **Un carnet** pour noter les projets en cours et leur statut.
- ○ **Un descriptif de votre poste,** avec le détail des tâches journalières et hebdomadaires.
- ○ **Un listing de toutes les personnes avec qui vous travaillez** et leurs coordonnées.
- ○ **Une liste de tous vos fichiers informatiques avec leur emplacement**, et le mot de passe pour accéder aux fichiers personnels.

Une petite pause

Si vous en ressentez le besoin, faites une pause pour recharger vos batteries, mais ne vous laissez pas déborder et restez professionnelle afin qu'on ne puisse prendre prétexte de votre grossesse pour vous mettre sur la touche.

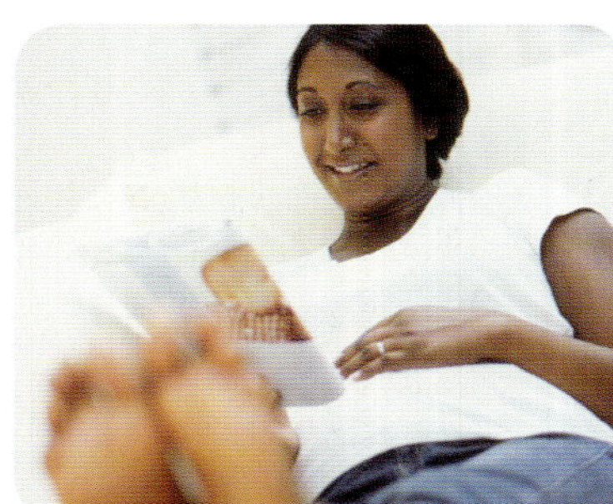

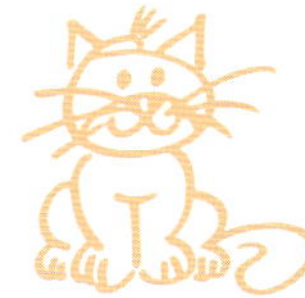

La sécurité au travail

Il n'y a généralement aucun risque à continuer à travailler lorsqu'on est enceinte. Toutefois, renseignez-vous quand même sur d'éventuels dangers inhérents à votre emploi ou à votre entreprise pour vous ou votre bébé. Si, dans le cadre de votre travail, il arrive que vous soyez confrontée à une ou plusieurs des situations listées ci-dessous, vous êtes en droit de demander des aménagements ou un changement de poste :

- ○ **Travail au contact d'animaux** potentiellement porteurs d'*E. coli* ou des agents de la tularémie, toxoplasmose ou histoplasmose.
- ○ **Travail impliquant un contact avec des produits chimiques**, comme ceux utilisés dans les professions médicales, dentaires ou pharmaceutiques, la peinture, le ménage, le nettoyage à sec, le nettoyage des tapis, l'agriculture, le jardinage ou la désinsectisation.
- ○ **Exposition aux risques alimentaires** liés au maniement d'aliment crus, par exemple *E. coli* ou salmonelles.
- ○ **Tabagisme passif**, car la fumée, en traversant la barrière placentaire, augmente la concentration de monoxyde de carbone dans le cerveau en développement du bébé.
- ○ **Exposition aux rayons X.**
- ○ **Exposition aux risques viraux**, dans les centres médicaux ou les crèches, où peuvent circuler des virus potentiellement dangereux pour le bébé.
- ○ **Nécessité de soulever des charges.**
- ○ **Travail nécessitant une position assise immobile ou debout prolongée.**
- ○ **Temps de travail excessif.**
- ○ **Travail dans un espace exigu ou sur un poste de travail inadapté.**
- ○ **Stress**, dont il a été prouvé que l'excès peut être en cause dans l'hypertension, le faible poids à la naissance et les problèmes développementaux et comportementaux chez le bébé.
- ○ **Exposition à la violence.**
- ○ **Port d'un uniforme ajusté**, qui peut gêner dans les mouvements et favoriser les symptômes de la grossesse.

Voyager durant la grossesse

À moins d'une grossesse à risque, rien ne s'oppose à ce que l'on voyage quand on est enceinte, à condition bien sûr de prendre quelques précautions et d'être préparée à toute éventualité.

- ◯ **Avant de planifier votre voyage**, consultez votre médecin afin de discuter avec lui des éventuels risques liés à votre grossesse telle qu'elle se présente.
- ◯ **Évitez les destinations** qui comportent un risque sanitaire.
- ◯ **Évitez les vaccins vivants**, comme ceux contre la varicelle, la rougeole, les oreillons, la rubéole, généralement contre-indiqués durant la grossesse.
- ◯ **Souvenez-vous que les vaccins oraux** contre la fièvre jaune, la typhoïde, la polio et l'anthrax sont contre-indiqués chez la femme enceinte.
- ◯ **Les vaccins contre le tétanos, l'hépatite et la grippe** sont considérés comme sûrs.
- ◯ **Pensez à emmener vos traitements ou les remèdes que vous avez l'habitude de prendre** : il se peut que vous ne les trouviez pas, où seulement sur commande, là où vous vous rendez.
- ◯ **Renseignez-vous auprès de la compagnie d'aviation** avant d'acheter vos billets : certaines n'acceptent pas les femmes enceintes de plus de 35 semaines ou exigent un certificat médical.
- ◯ **Étudiez les termes de votre assurance voyage** afin d'être sûre que la grossesse est couverte.
- ◯ **Demandez une place côté couloir ou un siège au premier rang.**
- ◯ **Placez la ceinture de sécurité sous votre ventre** ou en travers de vos cuisses.
- ◯ **Réduisez le risque de thrombose** veineuse profonde, plus élevé durant la grossesse, en buvant beaucoup d'eau, bougeant le plus possible et portant des bas de contention durant le vol.
- ◯ **Dans les pays en développement**, mangez uniquement des fruits que vous avez épluchés vous-même ; évitez les crudités, car elles peuvent avoir été lavées dans une eau souillée.
- ◯ **Buvez uniquement de l'eau en bouteille.**
- ◯ **Voyagez léger** et veillez à ce que votre bagage soit facile à tirer et à porter.

Gérer les problèmes de sommeil

Il est tout à fait normal de se sentir fatiguée durant la grossesse. À cela s'ajoutent le poids du bébé, qui peut empêcher de dormir, et les symptômes de la grossesse, qui se font surtout sentir la nuit. Mais il y a des solutions :

- **Faites un peu d'exercice**, car cela favorise un sommeil sain et réparateur.
- **Mangez des aliments riches en tryptophane** avant de vous coucher (voir page 20).
- **Prenez un bain chaud** (sans excès) environ 30 minutes avant le coucher, en y ajoutant 8-10 gouttes d'huile essentielle de lavande ou de camomille pour favoriser l'endormissement.
- **Si vous souffrez du syndrome des jambes sans repos**, augmentez vos apports en acide folique (voir page 18), et, quand cela vous prend, trempez vos pieds dans une bassine d'eau froide, puis recouchez-vous, pieds sur un oreiller afin d'avoir les jambes surélevées.
- **Évitez la caféine ou autre stimulant**, qui peuvent empêcher de dormir.
- **Essayez la valériane et la passiflore**, plantes sédatives sans danger pour les femmes enceintes, qui peuvent se prendre en infusion avant le coucher pour se détendre.
- **Essayez les remèdes homéopathiques** *Passiflora* 6 CH, *Coffea cruda* 6 CH et *Nux vomica* 6 CH, recommandés en cas de troubles du sommeil.
- **Faites un somme durant la journée** quand l'occasion se présente, afin d'avoir votre content de sommeil.
- **Utilisez des coussins** pour soutenir votre ventre durant votre sommeil.

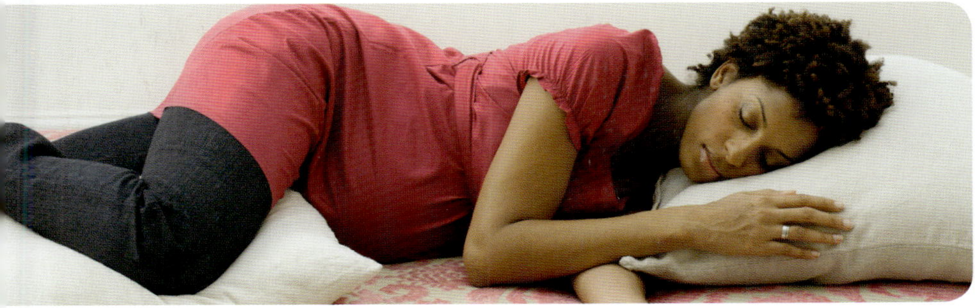

Faire de l'exercice

Même si vous n'avez pas fait de sport depuis longtemps, rien ne vous empêche de commencer un programme d'exercices durant la grossesse – si vous avez l'accord de votre médecin ou de votre sage-femme. L'activité physique non seulement aide à contrôler sa prise de poids, mais favorise aussi le sommeil, améliore la circulation sanguine, stimule l'élimination des déchets, réduit les tensions et provoque la libération d'endorphines, hormones du bien-être.

- **Ne vous entraînez pas dans l'idée de perdre du poids** ou d'améliorer d'un coup votre condition physique ; les exercices doivent être doux et l'effort modéré.
- **Démarrez progressivement** : trois séances de 15 à 20 minutes par semaines suffiront amplement pour un début.
- **Restez toujours en deçà de la limite au-delà de laquelle il devient difficile de parler.**

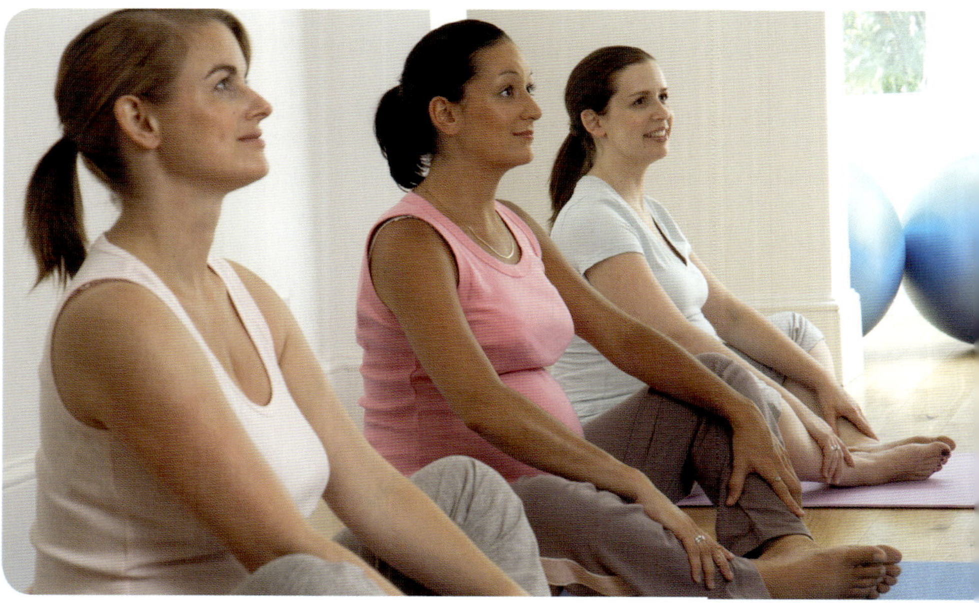

- **La marche** – rapide ou non – est un bon moyen de rester en forme et de profiter des bienfaits de l'exercice.
- **La course à pied et le jogging** ne sont pas contre-indiqués à condition d'en avoir l'habitude. Assurez-vous d'être bien chaussée et surtout ne forcez pas ; par contre, il est déconseillé de courir au-delà du cinquième mois.
- **Le vélo** présente l'avantage de ménager les articulations, mais il y a un risque de chute ; mieux vaut donc s'en tenir au vélo d'appartement et commencer doucement.
- **Le stepper** permet d'augmenter sa fréquence cardiaque et d'entretenir sa condition physique ; tenez-vous aux barres latérales.
- **L'aérobic et l'aquagym** ne posent normalement pas de problèmes, mais mieux vaut tout de même choisir des cours adaptés aux femmes enceintes.
- **La danse** est un très bon exercice pour le cœur ; évitez toutefois les virevoltes et les sauts, car ils comportent un risque de chute.
- **La gymnastique pour le plancher pelvien** (exercices de Kegel) n'est pas seulement recommandée, elle est indispensable ; le fait de renforcer ces muscles facilite le travail et la délivrance tout en diminuant le risque de fuites urinaire et d'hémorroïdes.
- **Pensez toujours à bien vous hydrater**, avant, pendant et après l'entraînement.

Les activités à éviter

Certaines activités sont déconseillées à toutes les femmes enceintes, notamment les sports dangereux – équitation, ski de descente, ski nautique ou plongée sous-marine. La musculation et autres sports qui impliquent que l'on reste longtemps dans une même position peuvent réduire l'afflux de sang en direction du bébé. Le meilleur conseil ? Restez en mouvement sans jamais forcer !

Gérer les symptômes de la grossesse

Certaines femmes vivent toute leur grossesse sans jamais éprouver aucun symptôme, tandis que d'autres passent par tous les maux imaginables. Il y a en tout cas une bonne nouvelle : des solutions simples existent, quels que soient les troubles en question. Néanmoins, si vous vous inquiétez, parlez-en à votre médecin traitant.

Soulager les nausées matinales

- **Les symptômes empirent souvent quand on a faim :** manger régulièrement, en petites quantités, vous permettra de stabiliser votre glycémie.
- **Buvez abondamment :** la déshydratation peut aggraver les nausées.
- **Commencez la journée par manger un peu**, avant même de sortir du lit.
- **Évitez les aliments gras et sucrés**, car ils provoquent, semble-t-il, une aggravation des symptômes.
- **Le gingembre est un remède traditionnel contre les nausées matinales** ; vous pouvez boire des tisanes ou des sodas au gingembre, ou encore mâcher du gingembre confit jusqu'à disparition des symptômes.
- **Prenez régulièrement des compléments de vitamine B6**, dont le déficit semble être un facteur de nausées.
- **Investissez dans un bracelet antinausées**, qui fait pression sur un point d'acupression situé sur la face interne du poignet.
- **Dormez suffisamment et faites régulièrement des siestes :** cela peut faire une grande différence dans la façon dont vous vous sentez.
- **Souvenez-vous que, dans presque tous les cas, les nausées matinales cessent** vers la fin du premier trimestre, une fois l'équilibre hormonal rétabli.

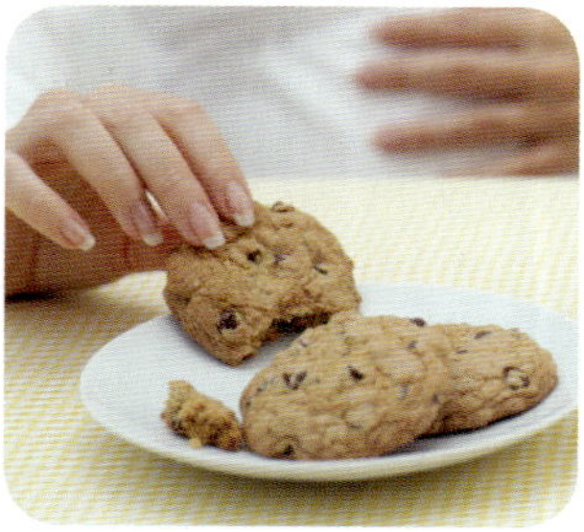

C'est bon signe de se sentir mal…

Tout paraît indiquer que les femmes qui souffrent de nausées sévères ont moins de risques de faire une fausse couche. Les nausées matinales seraient dues à un taux élevé d'hormones de grossesse, gage du bon déroulement de celle-ci.

- **Les gâteaux secs** semblent soulager les nausées chez beaucoup de femmes.

Lutter contre la constipation

- **Veillez à vous hydrater suffisamment**, pour favoriser le transit intestinal.
- **Les fibres sont essentielles** : prévoyez cinq à six portions de fruits et de légumes par jour, de préférence avec la peau, et augmentez vos apports en céréales complètes (voir page 18).
- **Si vous avez besoin d'un peu d'aide**, l'enveloppe des graines de psyllium – ou ispaghul (une variété de plantain) – est un laxatif naturel efficace et sans danger pour la femme enceinte.
- **Faites de l'exercice**, cela favorise la régularité du transit.
- **Essayez la réflexologie** (voir page 36) : massez-vous la base du talon ainsi que le milieu de la plante des pieds de haut en bas, d'un mouvement régulier et en exerçant une pression assez forte ; plusieurs études ont démontré que cela marche vraiment.
- **Massez-vous le ventre** avec quelques gouttes d'huile essentielle de pamplemousse ou de bergamote diluées dans une cuillerée à café d'huile d'olive tiède : cela stimule le transit. Attention cependant à l'utilisation des HE durant votre grossesse, demandez conseil à votre pharmacien.

Réduire gonflements et œdèmes

- **Faites de l'exercice** : cela améliore la circulation sanguine et favorise la dispersion de l'eau retenue dans les tissus.
- **Hydratez-vous abondamment** : l'eau est sans aucun doute le meilleur diurétique naturel.
- **Surélevez régulièrement vos jambes** pour soulager la pression qui s'exerce sur votre système circulatoire et faire aller le sang et les fluides en direction du bébé.
- **Diminuez votre consommation de sel** et veillez à avoir des apports suffisants en protéines, deux mesures préventives contre la rétention d'eau.
- **Intégrez dans votre alimentation des diurétiques naturels**, comme l'asperge, la citrouille, l'oignon, le raisin, la betterave, le persil, les haricots verts, l'ananas et l'ail.
- **Les vitamines du groupe B**, présentes en quantité intéressante notamment dans les céréales complètes, ont un effet diurétique modéré.
- **Un bon massage** peut réduire l'accumulation d'eau dans les tissus et stimuler la circulation sanguine.

Soulager les aigreurs d'estomac

- **Mangez peu et souvent,** afin d'éviter d'avoir l'estomac trop plein.
- **Mangez une tranche d'ananas frais** (et non en conserve) à la fin de chaque repas ; les enzymes digestifs contenus dans ce fruit préviennent la production excessive d'acide gastrique.
- **Évitez de vous allonger après manger**, car cela favorise le reflux d'acides gastriques dans l'œsophage.
- **Évitez les agrumes** ou, si vous en mangez, veillez à le faire en même temps que des protéines, afin d'empêcher la production d'acide gastrique en excès.
- **Le café, le thé et les boissons gazeuses** aggravent ces symptômes.
- **Essayez de ne pas boire en mangeant**, car cela fait gonfler l'estomac et favorise le reflux d'acide gastrique dans l'œsophage.
- **Évitez les aliments gras ou frits**, car ils sont longs à digérer, ce qui entraîne le séjour prolongé d'acide gastrique dans l'estomac.
- **La poudre d'orme rouge** diluée dans un peu d'eau ou de lait forme un pansement gastrique protecteur naturel et soulage les symptômes.
- **Les remèdes homéopathiques** *Natrum phosphoricum* 6 CH et *Mercurius solubilis* 6 CH peuvent être pris trois fois par jour jusqu'à amélioration des symptômes.
- **Si rien n'y fait, prenez un antiacide après les repas** ou, selon les besoins, une cuillerée à café de bicarbonate de soude diluée dans un peu d'eau, sans danger pour les femmes enceintes.
- **Les aigreurs d'estomac cessent généralement après l'accouchement.**

Traiter les maux de tête

- **Respirez un peu d'huile essentielle de lavande** et frictionnez-vous les tempes et la base de la nuque avec quelques gouttes diluées dans de l'huile de pépins de raisin : cela détend et revigore.
- **Faites un peu d'exercice** pour stimuler la libération d'endorphines, hormones antidouleur, et améliorer la circulation sanguine.
- **Buvez beaucoup d'eau :** les maux de têtes sont souvent dus à un début de déshydratation.
- **Appliquez une compresse froide** sur la base de votre nuque.

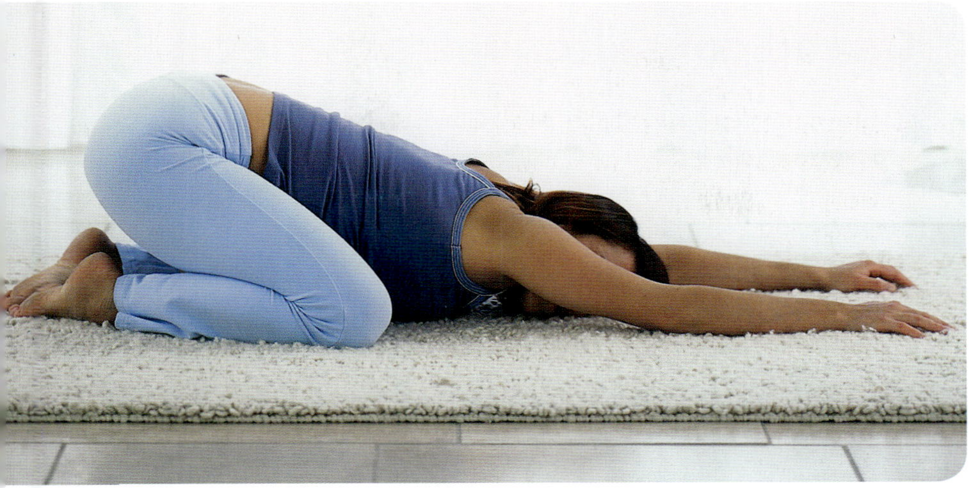

- **Mangez des produits frais et complets** afin de prévenir les maux de tête dus aux fluctuations de la glycémie.
- **En cas de vision trouble, vomissement, flash lumineux ou céphalée persistante**, consultez votre médecin sans attendre.

Vaincre le mal de dos

- **Changez de position** le plus souvent possible et évitez de faire porter trop de pression sur une partie ou l'autre de votre corps.
- **Placez un repose-pieds** (ou une pile de bottins) devant vous pour réduire la pression qui s'exerce sur le dos lorsque vous êtes assise.
- **Lorsque vous êtes allongée**, surélevez vos jambes avec des coussins.
- **Essayez quelques exercices de relaxation**, par exemple en contractant, puis relâchant successivement toutes les parties de votre corps.
- **Le yoga et le stretching** aident à défaire les tensions.
- **Le sport** active la circulation sanguine, dissipant les congestions, causes de douleur, et stimule la libération d'endorphines, hormones du bien-être.
- **Demandez à votre partenaire de masser** les zones douloureuses avec quelques gouttes d'huile essentielle de lavande diluées dans un peu d'huile de pépins de raisin tiède, afin de vous soulager et de soigner vos contractures.
- **Vous pouvez tenter de placer un sac de glaçons** dans votre dos pendant quelques minutes plusieurs fois par jour, pour réduire l'inflammation.

Quand consulter votre médecin

Si les symptômes de la grossesse ne diminuent pas ou s'ils deviennent invalidants, un examen médical s'impose. Par précaution, il est préférable de toujours consulter son médecin dans les cas suivants :

- **Deuxième test de grossesse négatif après un premier test positif** : cela peut être le signe de troubles hormonaux ou d'une grossesse ectopique.
- **Anxiété ou désarroi**, éventuellement accompagnés de tachycardie et d'hyperventilation.
- **Saignements abondants** ou pertes de couleur rose, grise ou rouge.
- **Crampes douloureuses**, surtout si elles sont accompagnée de saignements.
- **Tout symptôme perdurant au-delà de 48 heures**, tels que vomissements, diarrhées ou même refroidissement ou grippe.
- **Température élevée.**
- **Violents maux de tête.**
- **Arrêt apparent des mouvements du bébé.**
- **Gonflement soudain du visage ou des mains.**
- **Troubles visuels.**
- **Disparition soudaine des symptômes de grossesse**, tels que les nausées.
- **Douleurs abdominales intenses** et sensibilité au toucher.
- **Miction douloureuse.**
- **Difficultés à respirer ou douleurs thoraciques.**
- **Démangeaisons violentes** ne réagissant pas aux crèmes apaisantes.

Quand agir

À mesure que vous avancerez dans votre grossesse, vous vous familiariserez avec ses manifestations – douleurs et autres sources d'inconfort. Néanmoins, en cas de symptômes soudains et extrêmes, quelle qu'en soit la nature, appelez les secours.

Que demander à votre médecin ou à votre sage-femme

Beaucoup de femmes hésitent à assaillir leur médecin ou leur sage-femme de questions. Ils seront pourtant prêts à répondre à toutes vos interrogations, même à celles dont les réponses paraissent les plus évidentes, et à prendre le temps de vous rassurer. Voici quelques idées pour vous aider à entrer dans le vif du sujet.

- ○ **Ma grossesse se déroule-elle normalement ?**
- ○ **Que puis-je faire pour aider mon bébé à bien se développer** et rester moi-même en forme ?
- ○ **Mes symptômes sont-ils habituels ?**
- ○ **Quels sont les antalgiques et autres médicaments que l'on peut prendre sans risque** durant la grossesse ?
- ○ **J'ai eu quelques pertes** ; y a-t-il un risque pour le bébé ?
- ○ **Que signifient les résultats de mes tests et de mes analyses ?**
- ○ **Est-il sans danger de se faire masser durant la grossesse ?**
- ○ **N'y a-t-il pas de risque à se teindre les cheveux durant la grossesse ?**
- ○ **Quels cours de préparation à l'accouchement me conseillez-vous ?**
- ○ **Comment puis-je surveiller les battements de cœur de mon bébé ?**
- ○ **Où me conseillez-vous d'accoucher ?**
- ○ **Puis-je accoucher chez moi, ou dans l'eau ?**
- ○ **Que puis-je faire pour déclencher le travail ?**
- ○ **Comment faire la différence entre vraies et fausses contractions ?**
- ○ **Qui dois-je appeler quand le travail commence ?**
- ○ **Combien de temps faut-il attendre** avant de se rendre à la maternité ?
- ○ **Est-ce que c'est la même sage-femme** qui s'occupera de moi durant tout le travail ?
- ○ **Puis-je refuser certaines interventions durant le travail** et, si oui, lesquelles ?
- ○ **Pourrais-je bénéficier d'une césarienne programmée ?**
- ○ **Où puis-je trouver une conseillère en allaitement ?**

Thérapies et remèdes naturels

Beaucoup de femmes sont réticentes à prendre des médicaments conventionnels durant la grossesse, préférant des solutions plus naturelles. Il existe quantité de méthodes et de remèdes convenant aux femmes enceintes, qui auront en outre des effets bénéfiques sur votre état de santé général et votre bien-être général. Veillez dans tous les cas à bien informer votre thérapeute que vous attendez un enfant.

Les meilleures méthodes naturelles

- **Réflexologie :** cette méthode consiste à appliquer des pressions sur les mains ou les pieds afin d'aider à se détendre, d'activer la circulation sanguine et de stimuler la guérison ; elle peut s'avérer utile pour atténuer les douleurs durant le travail et soulager quantité de symptômes liés à la grossesse.
- **Aromathérapie :** elle traite et rééquilibre le corps et l'esprit au moyen d'huiles essentielles ; l'aromathérapie peut aider à soulager nombre de symptômes de la grossesse, et à se détendre ou à retrouver son énergie en fonction des besoins – mais attention, certaines huiles essentielles sont contre-indiquées aux femmes enceintes.
- **Homéopathie :** des substances très diluées sont utilisées pour agir sur les champs énergétiques du corps et favoriser les processus de guérison ; c'est une méthode douce et sûre qui permet de traiter aussi bien les symptômes émotionnels que les symptômes physiques.
- **Phytothérapie :** elle utilise des herbes médicinales en infusions, compresses, teintures ou gélules, pour soulager les symptômes et favoriser l'équilibre ; lisez bien les notices et demandez conseil à votre pharmacien.
- **Acupuncture :** cette méthode consiste à planter des petites aiguilles sur des points précis, disposés le long de méridiens, afin de rééquilibrer les flux énergétiques ; de nombreuses études ont montré l'efficacité de l'acupuncture dans le traitement de la plupart des symptômes liés à la grossesse.
- **Essences florales :** des extraits végétaux dilués aident à contrebalancer les émotions négatives pouvant être en cause dans certaines affections ; les essences florales donnent de bons résultats en cas de choc, d'angoisse, de peur, de dépression, d'épuisement et pour mieux accepter les changements.
- **Ostéopathie et chiropractie :** ces thérapies manuelles sont indiquées pour soulager les troubles d'origine structurelle, comme le mal de dos, les maux de tête, les problèmes circulatoires, voire les aigreurs d'estomac.
- **Massage :** c'est un traitement idéal pour la femme enceinte ; il stimule la circulation sanguine et favorise l'élimination des déchets, détend, revigore, contribue à la dissipation des œdèmes et défait les tensions.

Les meilleurs remèdes naturels

- **La tisane de feuilles de framboisier** produit un effet tonique sur l'utérus et peut réduire la durée du travail ; on peut en consommer sans risques à partir de la 31e semaine ; durant l'allaitement, elle aide l'utérus à se remettre en place.
- **Le rumex crépu**, riche en fer, est un très bon remède pour combattre l'anémie : prenez-le sous forme d'infusion ou de teinture.
- **L'hamamélis et/ou le jus de citron** peuvent être appliqués autour des hémorroïdes pour limiter les inflammations et les saignements ; l'application de crème au calendula sur les hémorroïdes mêmes favorise la résorption et soulage les démangeaisons.
- **La crème au mouron blanc** soulage les démangeaisons cutanées, favorise leur guérison et prévient les vergetures.
- ***Calcarea fluorica* 30 CH**, qui fait partie des sels homéopathiques de Schüssler, peut être pris à raison de trois doses par jour pendant une semaine pour prévenir les vergetures.
- **Essayez les remèdes homéopathiques *Ipecacuanha* 30 CH et *Nux vomica* 30 CH** contre les nausées matinales, et *Hamamelis* contre les varices douloureuses.
- **Les huiles essentielles :** essayez la lavande ou la camomille romaine contre l'insomnie, les tensions et les douleurs ; le géranium odorant pour rééquilibrer le système hormonal et améliorer l'humeur ; le néroli ou le citron pour apaiser, équilibrer et rafraîchir ; et le bois de santal pour guérir, détendre et revigorer.
- **Prenez *Rescue Remedy* ou *Emergency Remedy*** (Fleurs de Bach) lorsque vous vous sentez angoissée ou étourdie.
- **Massez-vous énergiquement le gros orteil** pour faire cesser les maux de tête.

Mise en garde

Les médecines alternatives peuvent s'avérer très utiles durant la grossesse, à condition que le traitement soit conduit par un praticien diplômé et expérimenté. « Naturel » ne veut pas forcément dire « sans danger ». Aussi veillez à ne pas prendre n'importe quoi n'importe comment.

Stimuler votre bébé

Que ce soit simplement pour l'inciter à remuer afin de vous rassurer vous-même, pour qu'il se mette dans une position plus confortable pour vous ou bien pour commencer à l'encourager à répondre, il existe de nombreux moyens de faire bouger un bébé à l'intérieur du ventre et de le stimuler.

- **Faites une pause et relaxez-vous** : si vous êtes en plein boom toute la journée, votre bébé, bercé par le mouvement continuel, aura tendance à sommeiller.
- **Allongez-vous sur le côté, le ventre bien calé** ; cette position semble pousser le bébé à bouger afin de s'y adapter.
- **Prenez une boisson sucrée glacée** : cela devrait le réveiller.
- **Parlez à votre bébé** : à partir du cinquième mois, son ouïe est développée et il peut dès lors vous entendre et réagir à votre voix.
- **Incitez le papa à se rapprocher et à parler au bébé** : l'enfant se familiarise naturellement avec la voix de ses parents, mais comme il a plus l'habitude d'entendre celle de sa mère, il se montre plus curieux en percevant celle du père.
- **Lisez des comptines et des poèmes à haute voix** : la plupart des textes pour enfants offrent rimes et rythmes appuyés ; cela aidera votre bébé à s'habituer aux intonations de la langue.
- **Chanter des chansons**, notamment des berceuses, peut avoir pour effet de calmer votre bébé.
- **Il est prouvé que la musique stimule les bébés *in utero***, et des études ont montré qu'une écoute journalière de Mozart peut favoriser le développement du cerveau et des sens ; n'hésitez pas à augmenter un peu le son : cela aura pour effet non seulement de réveiller votre bébé, mais aussi de l'inciter à bouger.
- **Jouez à des jeux** : repoussez son petit pied ou son coude lorsqu'il vous l'enfonce dans le ventre, et observez-le changer de position ; recommencez plusieurs fois.
- **Observez l'effet produit par une lampe torche appliquée sur le ventre** : votre bébé réagit à la lumière ; c'est une astuce utile pour le garder éveillé durant la journée et éviter ainsi les séances de gymnastique la nuit…

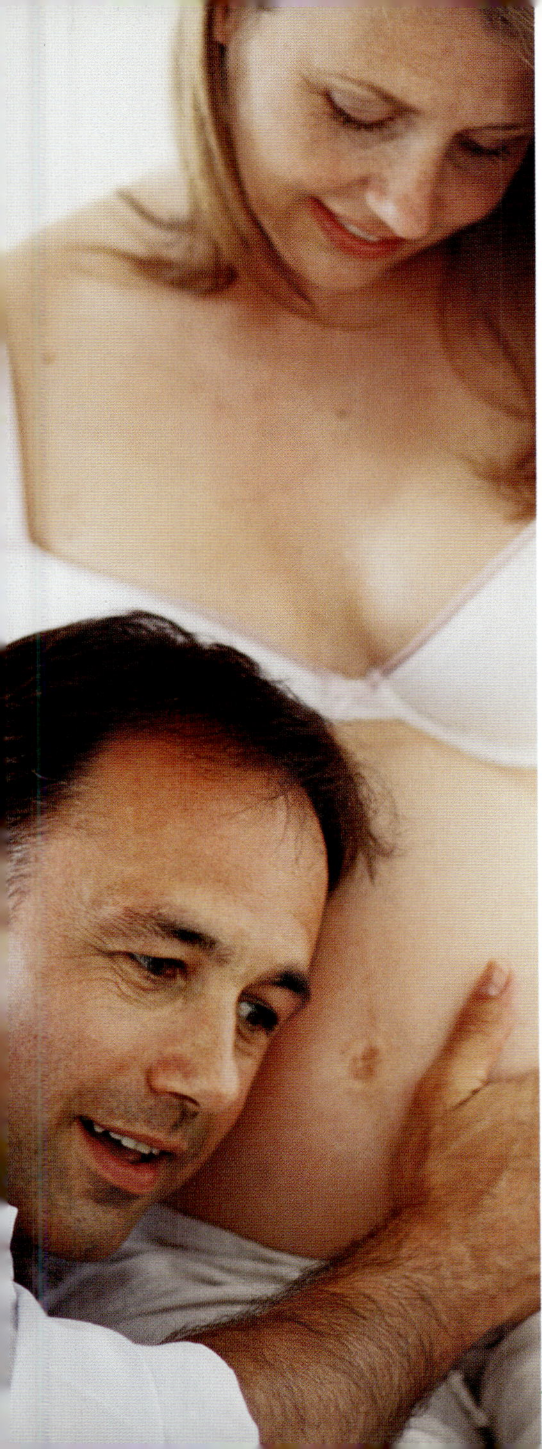

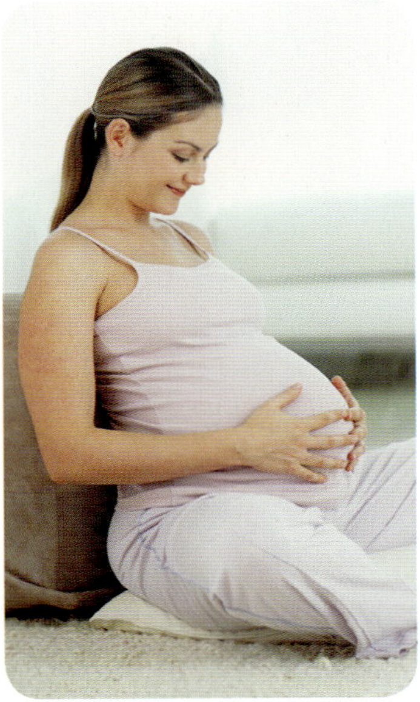

Un moyen simple

Vous pouvez stimuler votre bébé par les moyens les plus simples ; des études ont montré qu'à partir de la 24e semaine, il réagit aux caresses ou tapotements sur le ventre par une augmentation du rythme cardiaque.

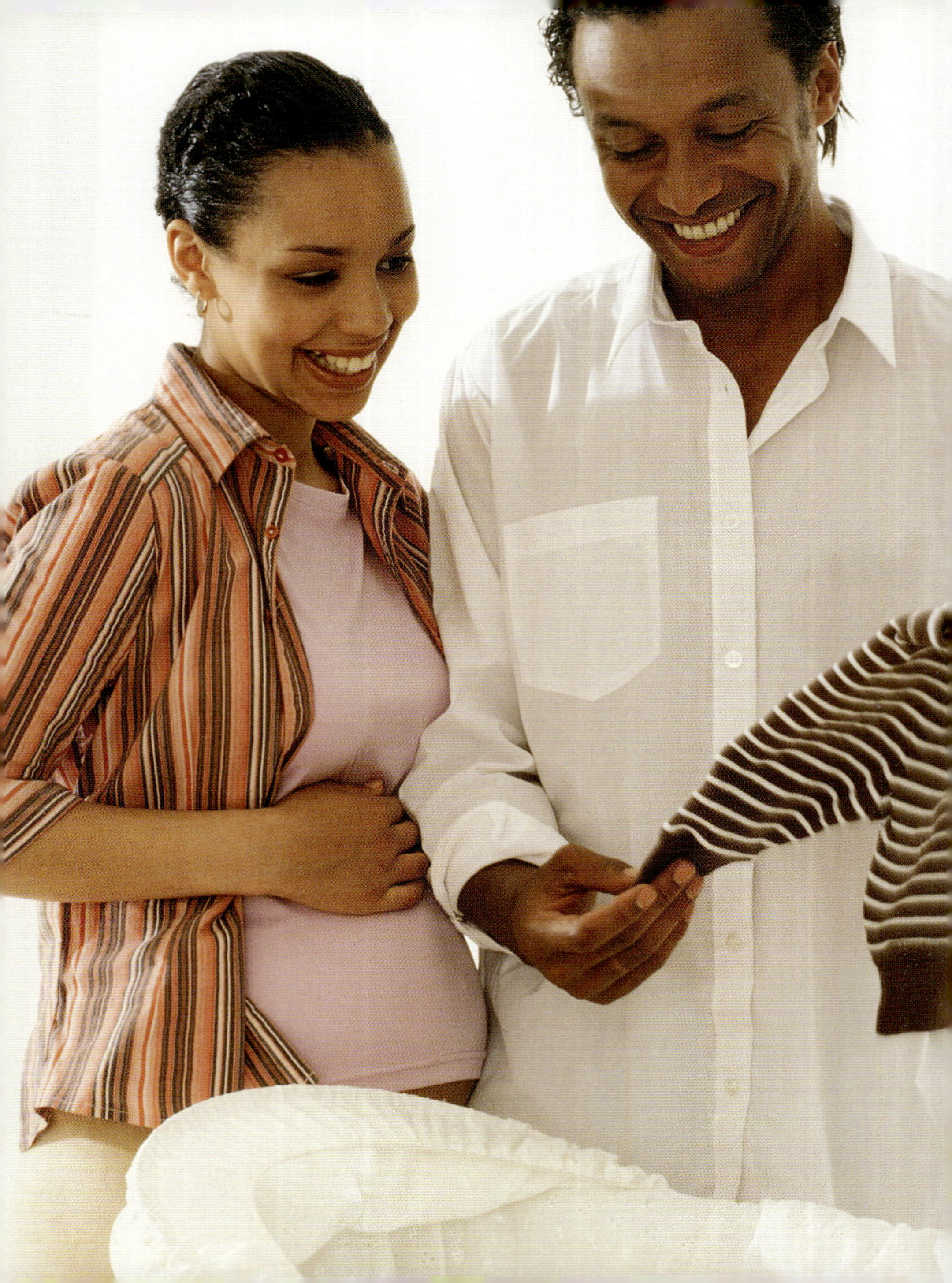

Préparer l'arrivée de votre bébé

Les vêtements indispensables

Vous recevrez probablement beaucoup de vêtements en cadeau, mais il est toujours bon d'avoir quelques pièces de base sous la main. Essayez toutefois de vous refréner dans vos achats, car les bébés grandissent vite. Si vous voulez investir dans une ou deux tenues coûteuses, ne les prenez pas trop petites afin qu'elles puissent faire un peu usage.

- ○ **Les bébés se salissent très vite** : si vous ne voulez pas passer votre vie entre la machine à laver et le séchoir à linge, vous aurez besoin de plusieurs exemplaires d'un même vêtement.
- ○ **Pour la même raison, choisissez des vêtements simples** qui s'enlèvent facilement, afin de réduire le temps passé à changer bébé (souvent en plein milieu de la nuit).
- ○ **Préférez les vêtements doux et confortables**, lavables en machine, si possible sans coutures ni décorations gênantes (ou irritantes pour la peau).
- ○ **Gardez présent à l'esprit que, durant les premières semaines, bébé passera le plus clair de son temps à dormir** ; aussi les grenouillères ou babygros sont-ils le meilleur choix.

Prévoyez :

- ○ **1 à 2 chemises de nuit** : même si c'est un garçon, car ce vêtement est très pratique dans les premiers jours pour changer les couches.
- ○ **5 à 8 grenouillères** : choisissez des pyjamas une pièce suffisamment amples, avec des pressions plutôt que des boutons ou une fermeture éclair, qui peuvent être embêtants ou inconfortables.
- ○ **5 à 8 bodys** : les bodys à manches courtes sont préférables, même en hiver ; ils forment une épaisseur de vêtement supplémentaire pour isoler. Privilégiez le coton.
- ○ **1 à 2 cardigans ou vestes** : optez pour quelque chose de léger par-dessus lequel on peut encore rajouter un manteau et évitez tout ce qui s'enfile par la tête.

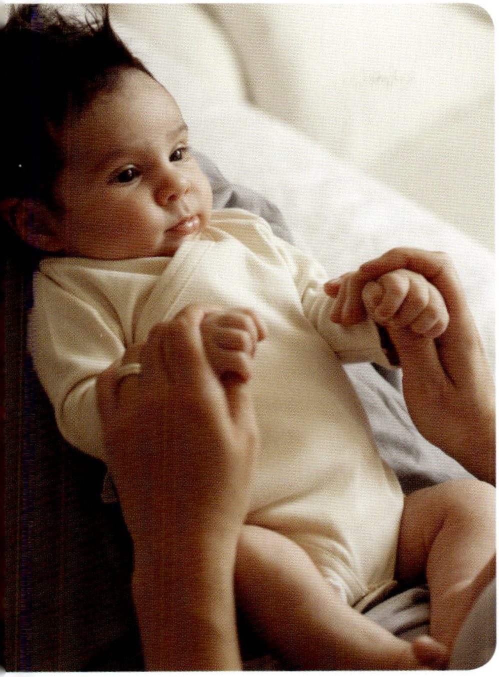

Coordination des couleurs

Lorsque vous faites vos achats, veillez à prendre des vêtements dans des couleurs assorties de manière à pouvoir marier facilement les différentes pièces et procéder, si besoin est, à un changement éclair sans avoir à rhabiller bébé de pied en cap.

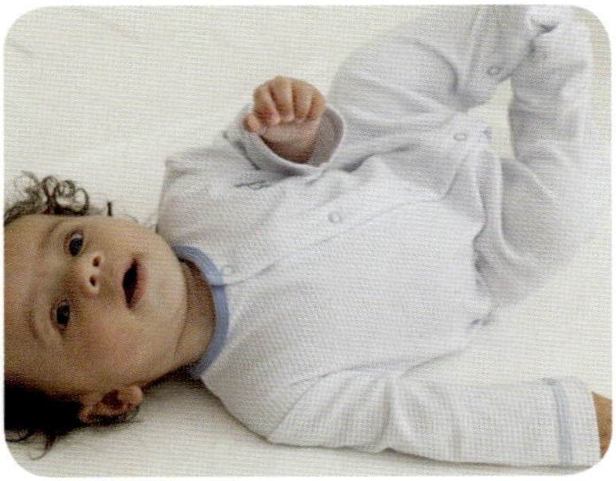

- **5 à 8 paires de socquettes ou de petits chaussons tricotés** : si bébé porte des grenouillères, il n'en aura pas nécessairement besoin, mais vous aurez peut-être à lui maintenir les pieds au chaud quand vous lui mettrez un body ou que vous lui ferez essayer de nouveaux vêtements.
- **1 manteau ou combi-pilote :** choisissez un modèle qui s'ouvre et se ferme avec une fermeture éclair et, si possible, avec capuche amovible.
- **1 à 2 chapeaux (ou bonnets) :** choisissez un chapeau à large rebord pour l'été ou quelque chose de doux qui couvre les oreilles pour l'hiver.
- **4 à 5 bavoirs** : votre bébé ne va pas prendre immédiatement des aliments solides, mais il ne manquera pas de se salir un peu en tétant ou prenant le biberon.
- ....

Quelles couches choisir ?

Choisir ses couches peut être un véritable casse-tête. L'offre en la matière est maintenant très vaste. L'avantage est qu'il y en a pour toutes les bourses et pour tous les cas de figure.

- **Quel que soit votre choix**, songez qu'un bébé salit entre six et huit couches par jour. Il faut donc y être préparé.
- **N'achetez pas trop de couches de la même taille** : les bébés grandissent très vite.
- **Certains parents préfèrent mixer** des couches jetables quand ils sont de sortie et/ou pour la nuit et des couches lavables le reste du temps.

Couches lavables

Avantages

- **Votre bébé portera à même la peau des tissus doux et naturels.**
- **Il y un grand choix de couleur et de style.**
- **Il existe maintenant des couches lavables avec bande Velcro.**
- **Malgré un prix à l'achat assez élevé**, elles sont rentables sur la durée.
- **Les couches en tissus produisent moins de déchets** et sont moins gourmandes en matières premières.

Inconvénients

- **Le lavage produit beaucoup d'eaux usées** et entraîne l'utilisation d'agents tensioactifs ; malgré tout, le bilan écologique des couches lavables reste meilleur que celui des couches jetables.
- **Laver peut prendre beaucoup de temps.**
- **Les couches lavables peuvent être longues à sécher**, et utiliser un sèche-linge annule le bénéfice environnemental.
- **Votre bébé devra être changé plus souvent**, car les couches lavables sont généralement moins absorbantes.
- **Il vous faudra acheter d'autres accessoires**, tels que doublures ou culottes à pressions.
- **Lorsque vous sortirez, vous devrez ensuite remporter à la maison les couches sales et humides.**

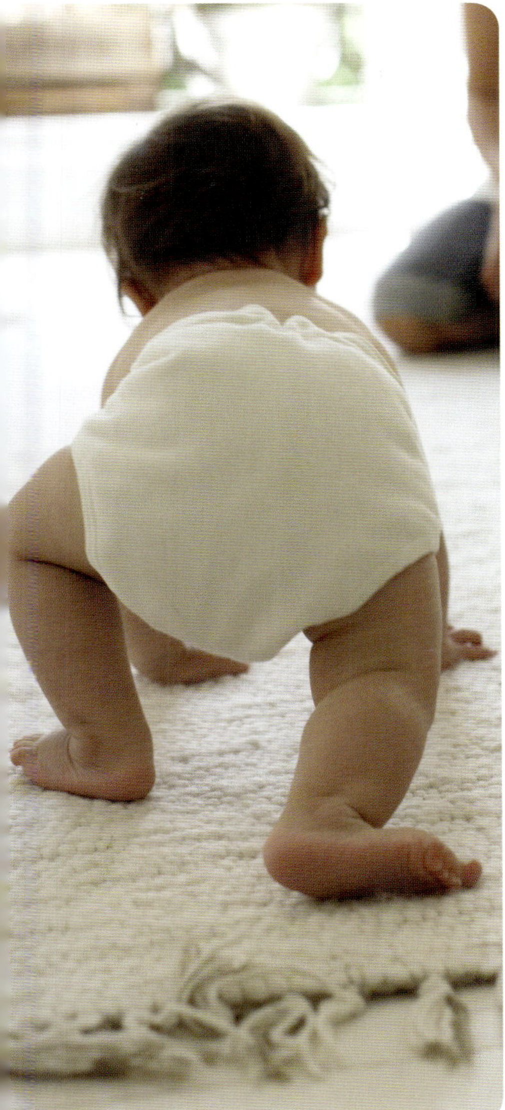

Couches jetables

Avantages

- **Elles sont plus pratiques.**
- **Elles ne nécessitent aucun accessoire supplémentaire.**
- **Elles sont très absorbantes**, ce qui permet d'en changer moins souvent.
- **Elles limitent le risque d'érythème fessier.**
- **Elles sont souvent mieux ajustées** : il y a moins de fuites.
- **Il existe maintenant des couches jetables biodégradables faites en matériaux naturels.**

Inconvénients

- **Elles coûtent à la longue beaucoup plus cher.**
- **On ne peut pas s'en débarrasser n'importe comment.**
- **Elles produisent beaucoup de déchets**, d'où un impact négatif sur l'environnement.
- **Elles contiennent généralement des produits chimiques.**

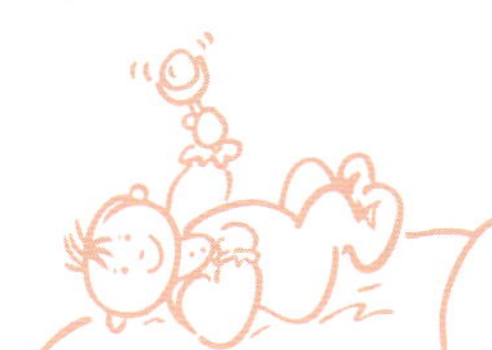

Le nécessaire pour le bain

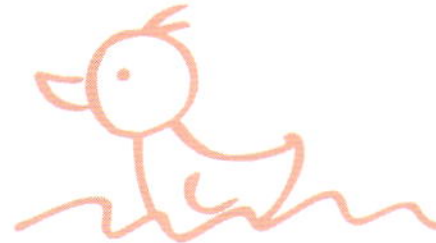

Il est facile de se laisser emporter et de s'imaginer qu'il va falloir une cargaison de matériel pour que votre bébé reste propre et frais ; en réalité il n'y a pas besoin de grand-chose.

- ○ **Une baignoire pour bébé** : choisissez un modèle en plastique robuste qui ne risque pas de se plier, laissant échapper son contenu ; remplissez-la au moyen d'un tuyau de manière à ne pas avoir à la sortir pleine de la baignoire.
- ○ **L'évier ou le lavabo**, tapissé d'un vieux drap (pour plus de confort), peut aussi très bien faire l'affaire et est plus indiqué pour votre dos ; ou bien prenez votre bain avec votre bébé.
- ○ **Deux serviettes de toilette**, de préférence de type cape de bain pour que votre bébé ne prenne pas froid à la tête pendant que vous le séchez ; il en faut deux car il arrive souvent que les bébés fassent pipi, voire caca au sortir du bain et, dans ce cas, tout est à recommencer.
- ○ **Savon et shampooing pour bébé** : choisissez un deux-en-un afin de gagner du temps et de faire des économies ; préférez les produits bio, car ils ne contiennent pas de produits chimiques potentiellement nocifs ou irritants.
- ○ **Une éponge**, naturelle de préférence.
- ○ **Un gant de toilette en coton** : choisissez-le avec motifs pour distraire bébé durant la période où celui-ci n'apprécie pas encore le bain.
- ○ **Un gobelet en plastique ou un petit seau** : cela facilite beaucoup le rinçage des cheveux et peut servir à distraire votre bébé.
- ○ **Un tapis antidérapant,** indispensable si vous lavez votre bébé dans la baignoire des grands.
- ○ **Un thermomètre** : pas indispensable, mais pratique si vous tenez à ce que la température de l'eau soit parfaite ; autrement, servez-vous de votre coude pour vous assurer que l'eau est à bonne température.
- ○ **Un siège de bain** : les sièges inclinables en tissu avec base en plastique ou en métal sont l'idéal pour les petits, notamment lorsqu'on leur donne le bain dans la baignoire des grands ; les sièges fermés types « anneaux de bain », dans lesquels on peut asseoir bébé une fois qu'il est un peu plus âgé, sont également intéressants.

Rester propre

Il est étonnant de voir à quel point un bébé peut être salissant. Aussi mieux vaut-il être préparé à y faire face. Il existe quelques moyens simples pour protéger ses vêtements et faire en sorte qu'il ne se salisse pas trop entre deux bains.

- **Des carrés de mousseline** : ils sont d'une très grande utilité ; aussi n'hésitez pas à en acheter un stock. Vous pourrez vous en servir pour essuyer le lait régurgité ou répandu ainsi que la bave, et protéger vos propres vêtements lorsque vous allaiterez ou donnerez le biberon.
- **Des bavoirs** : ils protégeront les vêtements de bébé durant les repas (et juste après), et éviteront que le lait répandu ne lui irrite le cou ; s'il bave beaucoup, il pourra même en porter toute la journée.
  - Choisissez des bavoirs lavables et de préférence faciles à enfiler autour du cou ; les ficelles et boutons-pressions ont tôt fait de vous faire tourner en bourrique lorsque vous n'avez qu'une seule main de libre.
  - Vous aurez peut-être besoin de bavoirs jetables quand vous voyagerez ou serez de sortie avec votre bébé.
  - Les bavoirs avec un côté éponge et un côté imperméable sont particulièrement recommandés, car ils empêchent le liquide d'être absorbé par les vêtements de votre bébé.
- **Un tapis à revers plastifié,** pour jouer et manger. Si, comme c'est souvent le cas, bébé a tendance à se soulager de manière explosive, vous aurez tout intérêt à en faire l'achat ; il existe aussi des tapis jetables.
- **Ayez toujours sous la main quelques gants de toilette fins** : légèrement humidifiés, ils pourront vous servir à nettoyer les petits replis.
- **Un pot de disques de coton,** à avoir à portée de main lors des repas, car ils sont pratiques pour essuyer le nez et les yeux qui coulent.
- **Des lingettes humides** : vous en aurez besoin partout, à l'intérieur comme à l'extérieur ; aussi, faites des réserves. Préférez les lingettes bio ou naturelles, qui risqueront moins d'irriter la peau de votre bébé.
- ....
- ....
- ....

Tétines et doudous

Vous vous posez peut-être la question de savoir s'il est vraiment utile de prévoir des doudous, des petites couvertures et des tétines. Ces objets sont pourtant un moyen simple et efficace pour apaiser un bébé qui pleure sans raison identifiable ou qui ne veut pas dormir. Le moment venu, ils pourront en outre atténuer l'angoisse de la séparation. Voici quelques arguments à envisager.

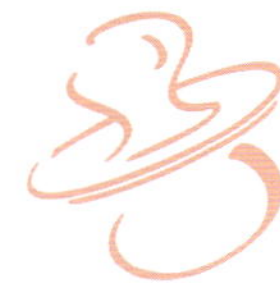

Les tétines

- **Les tétines sont particulièrement efficaces**, car elles permettent au bébé de téter, action instinctive et calmante.
- **Certaines études tendent à démontrer** que les bébés qui s'endorment avec une tétine ont un risque moindre de mort subite.
- **L'usage prolongé des tétines** et le fait de sucer longtemps son pouce peuvent affecter le développement du langage et l'alignement des dents. Aussi est-il conseillé de fixer des limites.
- **Choisissez des tétines orthodontiques**, conçues pour avoir moins d'impact sur la croissance des dents.
- **Commencez par tester quelques marques et modèles** afin de voir ce que bébé préfère et veillez à prendre la taille adaptée à son âge.
- **Une fois que vous aurez trouvé une tétine satisfaisante**, achetez-en plusieurs du même modèle et gardez-les dans un sac en plastique pour éviter qu'elles ne se salissent.
- **Souvenez-vous que les tétines** doivent être désinfectées régulièrement.

Les doudous

- **Choisissez un jouet en chiffon ou une petite couverture lavable** et prenez-le systématiquement lorsque vous couchez votre bébé. Servez-vous-en pour le calmer lorsqu'il pleure. Il se l'appropriera rapidement et aura le réflexe de s'en saisir pour se consoler quand vous ne serez pas dans les parages.
- **Des études ont montré que les doudous aident les enfants à s'adapter** aux situations de stress (comme les premiers jours de garce ou les déménagements) et à mieux faire face lorsqu'ils sont angoissés ou effrayés.

- Lorsque votre bébé se sera attaché à un objet en particulier, achetez tout de suite le même : cela pourra s'avérer utile lors des lavages ou, plus encore, en cas de perte.
- **Pour rendre un objet plus attractif aux yeux de votre bébé**, vous pouvez vaporiser dessus un peu de votre eau de toilette habituelle.
- **Les doudous font d'excellents objets de transition** lorsque votre bébé se trouve séparé de vous (voir page 85).
- **Si vous n'êtes pas à l'aise** avec l'idée que bébé s'attache à un objet, lisez-lui la même histoire ou chantez-lui la même chanson à chaque fois que vous le couchez : cela lui deviendra rapidement familier et aura un effet tout aussi apaisant.
- ______
- ______

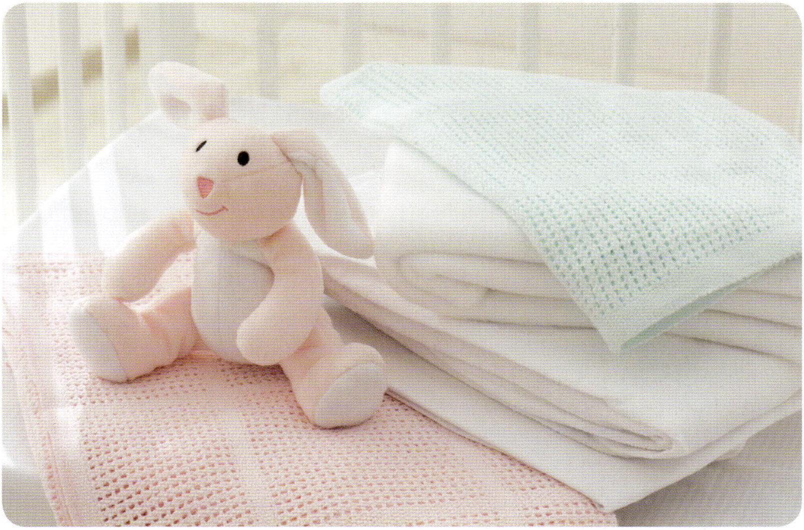

Vous déplacer avec votre bébé

Il existe sur le marché quantité de produits destinés au transport des enfants en bas âge, certains à des prix exorbitants. Gardez présent à l'esprit que pratiquement tout ce dont vous allez avoir besoin pour promener votre bébé devra être remplacé au bout de quelques mois seulement, car devenu trop petit. Aussi mieux vaut-il préférer des accessoires fonctionnels et sûrs que haut de gamme.

Les sièges-autos

- **La réglementation est stricte** concernant les systèmes de retenue destinés à protéger les enfants en voiture.
- **Vous avez la possibilité d'opter pour un siège** qui se détache de la poussette ou du landau pour s'adapter à la voiture : cela permet de transférer bébé de l'un à l'autre sans avoir à le retirer de son siège.
- **Les bébés jusqu'à 10 kg** doivent être installés dos à la route.
- **Certains sièges** sont conçus pour les six à neuf premiers mois. D'autres, avec réducteur d'assise, peuvent se placer dos à la route ou face à la route selon l'âge de l'enfant. On peut ainsi aller jusqu'à 13 kg.
- **Veillez à choisir un siège-auto qui réponde aux normes de sécurité les plus récentes**, ce dont atteste l'indication ECE R44/04 ou ECE R44/03.
- **Choisissez un siège avec garniture amovible et lavable.**
- **Choisissez un modèle avec harnais facile à mettre et à défaire.**
- **Un nouveau système de retenue baptisé ISOFIX** a été lancé récemment ; des points d'ancrage, sur lesquels le siège vient se fixer, sont intégrés à la structure du véhicule.
- **Les experts déconseillent les siège-autos d'occasion** ; toutefois, si le siège est complet, dûment labellisé, qu'il s'adapte bien à votre voiture, n'a pas subi de dommage à l'occasion d'un accident et n'a pas plus de cinq ans, vous n'avez pas grand-chose à craindre.

Les poussettes

- **Les poussettes spécialisées** de type jogger ou parapluie ont en ce moment beaucoup de succès. Mais attention : les secondes ne conviennent que pour les petits trajets et pas après cinq mois.
- **Privilégiez les poussettes évolutives, qui font d'abord landau, puis poussette** quand bébé est suffisamment grand pour rester assis.

- ○ **Préférez un landau ou une poussette qui permette de placer l'enfant à la fois face ou dos à soi**, avec un accès facile pour ajuster les couvertures et le replacer en position confortable.
- ○ **Assurez-vous que le modèle choisi rentre dans la voiture une fois plié** et qu'il est maniable en terme de poids.
- ○ **Choisissez un modèle facile à plier,** pour ne pas avoir à s'escrimer d'un bras tout en tenant votre bébé dans l'autre.
- ○ **Assurez-vous que la poussette est prévue pour pouvoir passer par les portes standard.**
- ○ **Vérifiez qu'elle offre suffisamment d'espace de rangement** pour tout ce que vous aurez besoin d'avoir avec vous.
- ○ **Testez avant d'acheter.**
- ○ **Une bonne suspension et des roues larges** offriront un plus grand confort.
- ○ **Passez en revue les accessoires inclus** : certains modèles sont proposés avec protège-nacelle contre la pluie ou le froid, sac à couches, parasol…

Les porte-bébés

- ○ **Les porte-bébés sont très pratiques pour les activités** qui nécessitent d'avoir les deux mains libres et pour éviter d'avoir à s'encombrer d'un équipement lourd lors des petits déplacements ; on peut aussi s'en servir à la maison pour avoir son bébé près de soi quand on doit s'acquitter de tâches ménagères.
- ○ **Demandez au papa de venir avec vous pour l'achat.**
- ○ **S'il est prévu que plusieurs personnes s'en servent**, choisissez une écharpe de portage ou un sac kangourou, adaptés à toutes les tailles.
- ○ **Si vous avez des problèmes de dos ou d'épaules** ou si vous prévoyez de beaucoup vous servir de votre porte-bébé, choisissez un modèle avec des bretelles larges munies d'un renfort.
- ○ **Les porte-bébés ventraux sont mieux pour les nouveau-nés** ; vous pourrez passer à un modèle dorsal lorsque bébé sera un peu plus grand.
- ○ **Privilégiez les modèles qui s'ouvrent facilement pour les changements de couche.**
- ○ **Choisissez un modèle qui permette de placer votre bébé aussi bien face que dos à vous.**

Allaitement au sein ou au biberon

Un coin tranquille et confortable, c'est à peu près tout ce dont vous aurez besoin pour donner le sein ; certains accessoires pourront néanmoins vous être utiles pour faciliter les choses. En revanche, l'allaitement au biberon nécessite un équipement spécifique, qui doit être conservé stérile.

Matériel pour l'allaitement au sein

- ○ **3 à 4 soutiens-gorge d'allaitement de bonne qualité**, si possible ajustés par un professionnel ; les agrafes doivent être faciles à défaire d'une seule main.
- ○ **Des coussinets d'allaitement** pour faire face aux fuites de lait.
- ○ **Des protège-mamelons**, en cas de mamelons irrités.
- ○ **Une crème pour mamelons sensibles** afin de soulager les mamelons irrités et craquelés : choisissez un produit qui ne contient pas d'huile d'arachide, à cause des risques d'allergies pour l'enfant, et qui peut être ingéré sans danger ; les produits bio sont préférables.

Pour tirer le lait, prévoyez aussi le matériel suivant :

- ○ **Un tire-lait** (électrique tenu à la main, à piles ou manuel) ; les tire-lait électriques peuvent être loués en pharmacie.
- ○ **2 à 4 biberons** pour stocker le lait exprimé.
- ○ **Des tétines adaptées** (voir page ci-contre).
- ○ **Du matériel de stérilisation** et une brosse pour les nettoyer.
- ○ **Des sacs en plastique spéciaux** ou des bouteilles pour congeler le lait.
- ○ **Un coussin d'allaitement en U** peut faire la différence en terme de confort.

Les techniques pour tirer son lait

La plupart des femmes trouvent plus facile de tirer leur lait dans un endroit calme où elles peuvent se détendre. D'autres ont besoin d'avoir leur bébé à côté d'elle pour que le réflexe d'éjection du lait puisse avoir lieu. Vous pouvez essayer d'exprimer le lait d'un sein en allaitant simultanément de l'autre, mais cela nécessite une certaine adresse et beaucoup de dextérité manuelle.

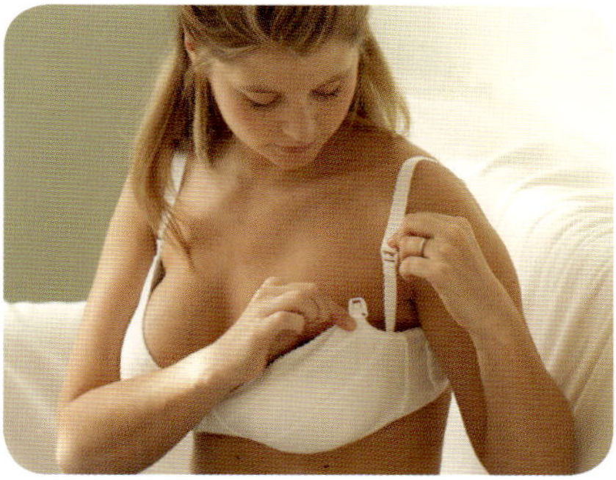

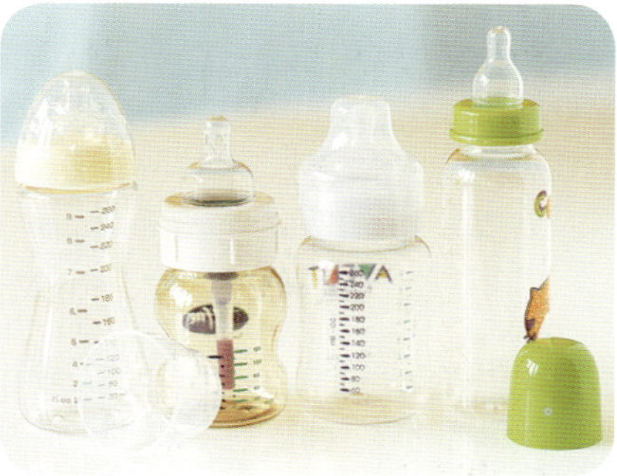

Matériel pour l'allaitement au biberon

- **6 à 8 biberons** : les petits biberons sont plus adaptés pour les nouveau-nés et pour les nourrissons qui ne peuvent pas encore boire assis ; vous pourrez passer à la taille au-dessus lorsque votre enfant aura grandi et consommera de plus grandes quantités de lait.
- **6 à 8 bouchons et tétines** : ces dernières doivent avoir un débit lent pour les nouveau-nés ; la silicone est plus résistante, mais, en ce qui concerne la sensation, le caoutchouc rappelle davantage le mamelon. Vous aurez le choix entre les tétines traditionnelles, en forme de cloche, et les tétines orthodontiques, dont les fabricants disent qu'elles imitent le mamelon.
- **Matériel de stérilisation** : vous pourrez choisir entre la vapeur, l'eau bouillante, les solutions stérilisantes et le micro-ondes ; pour les biberons, il est aussi possible de les stériliser au lave-vaisselle en réglant celui-ci sur la température la plus haute.
- **Un rince-bouteilles en nylon.**
- **Une bouilloire** : vous aurez besoin d'une source d'eau bouillie disponible tout le temps, parfois à la seconde…
- **Un verre mesureur, une cuillère et un couteau réservés.**
- ....

Le choix des biberons

Il existe quantité de types de biberons, y compris des biberons anticoliques, des biberons jetables et même des biberons autostérilisants ; étudiez les différentes options et voyez ce qui convient le mieux en fonction de votre bébé et de votre mode de vie.

La chambre de votre bébé

Vous allez pouvoir vous en donner à cœur joie ! Bien que le coût des articles puisse paraître dissuasif, la plupart des parents prennent énormément de plaisir à décorer la chambre de leur enfant. Il y a beaucoup de façons de se procurer à moindre coût les accessoires recherchés, mais gardez présent à l'esprit que la décoration doit non seulement être belle, mais aussi et surtout sans danger pour le bébé.

Les indispensables

- ○ **Un couffin ou berceau** (optionnels) : les premiers jours, beaucoup de bébés dorment mieux lorsqu'ils se sentent confinés, mais ces équipements sont rapidement trop petits.
- ○ **Un lit à barreau**, avec matelas neuf (voir page ci-contre).
- ○ **Pour la literie :** 3 protège-matelas, 3 draps-housses, 3 draps, 2 à 3 couvertures, 1 tour de lit ; les couettes ne sont pas adaptées à tous les bébés car, trop lourdes, elles présentent un risque d'étouffement.
- ○ **Pour l'espace à langer :** la table à langer n'est pas indispensable, car toute surface plane située à hauteur de taille peut faire l'affaire ; mais en réalité, le sol reste l'endroit le plus sûr pour changer un bébé.
- ○ **Un matelas à langer :** choisissez quelque chose de facile à laver
- ○ **Un babyphone.**
- ○ **Un nécessaire de toilette et des couches** (voir pages 44-45).
- ○ **Un mobile à placer au-dessus du lit et une veilleuse.**
- ○ **Une boîte à musique** jouant des airs apaisants.
- ○ **Un tapis d'éveil** en fibres naturelles.
- ○ **Un transat**, que l'on pourra déplacer de pièce en pièce.
- ○ **Des volets roulants** : c'est un bon investissement pour être sûre que votre bébé ne sera pas dérangé par la lumière du matin et pour faciliter ses siestes.
- ○ **Une chaise confortable,** pour donner le sein ou le biberon, cu bien rester un peu à côté de votre bébé lorsqu'il se réveille la nuit.
- ○ **Une commode**, pour ranger (certains lits ont un tiroir intégré).
- ○ **Un seau pour les couches lavables ou une poubelle pour les couches jetables** – de préférence avec couvercle.

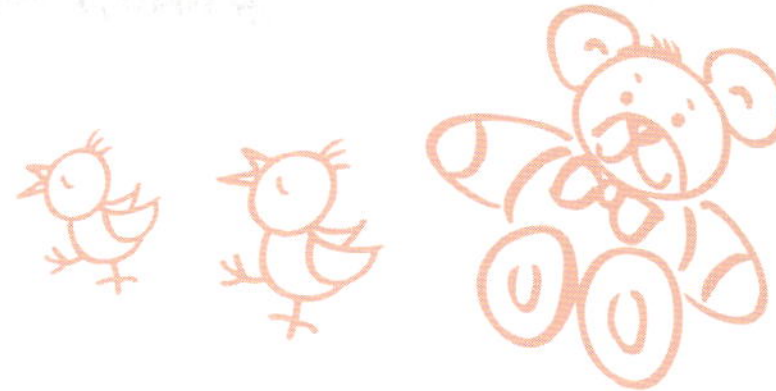

La décoration

- **Choisissez une peinture sans ou avec peu de COV** (composés organiques volatiles), qui ne contienne aucun des produits chimiques nocifs habituellement trouvés dans les peintures, ou bien optez pour une peinture naturelle à base d'eau, d'argile, de craie, de pigments végétaux et de cire d'abeille.
- **Optez pour un parquet de bois franc** avec tapis en fibre naturelle ou bien pour une moquette sans COV, et utilisez un aspirateur à filtre HEPA : les moquettes hébergent des acariens, de la poussière et des allergènes, et peuvent libérer des COV dans l'atmosphère.
- **Choisissez des meubles 100 % bois** avec finitions non toxiques ; les meubles en aggloméré et les vernis peuvent libérer des gaz nocifs, notamment du formaldéhyde.
- **Veillez à ce qu'il n'y ait jamais ni ficelles ni prises ou fils électriques** à proximité de votre bébé.
- **Prêtez une attention particulière au plafond :** un dessin, une peinture ou encore une suspension constitueront pour votre bébé une source inépuisable de ravissement.

Le lit de votre bébé

- **Choisissez un cadre sans finitions toxiques**, par exemple à la cire d'abeille.
- **Un lit à barreau évolutif** vous évitera d'avoir à en changer en attendant que votre petit puisse dormir dans un lit sans barreaux.
- **Choisissez un lit à panneau descendant** afin de ne pas vous faire mal au dos en soulevant votre bébé.
- **Même si vous achetez un lit d'occasion, faites l'achat d'un matelas neuf** ; choisissez-en un avec un rembourrage 100 % coton bio ou un coutil en laine bio, et évitez les matelas contenant des éthers diphényles polybromés (EDPB), utilisés comme retardateurs de feu.
- **La literie doit être lavable**, et de préférence 100 % coton bio ; elle ne doit absolument pas contenir d'EDPB.
- **Des bandes de protection souples peuvent limiter les dommages** infligés aux montants supérieurs des lits à barreaux par un bébé qui cherche à se faire les dents.

L'armoire à pharmacie de votre bébé

Constituer une armoire à pharmacie bien fournie vous permettra de ne pas vous trouver prise au dépourvu en cas de maladie ou de petit tracas. Rangez tout dans un même endroit, hors de portée des petits doigts. Vous n'aurez pas à vous servir immédiatement de tout cet arsenal, mais il est bon d'être préparée.

- **Une crème contre l'érythème fessier** : l'érythème est inévitable chez le nourrisson ; les formulations contenant de l'oxyde de zinc sont les plus adaptées pour apaiser l'irritation cutanée et protéger la peau.
- **De la vaseline** : ce produit est utile en cas de peau sèche, d'érythème fessier et d'eczéma ; il protège efficacement. Si vous n'êtes pas fan des produits à base de pétrole, optez plutôt pour un baume naturel à base de cire d'abeille.
- **Un gel gingival.**
- **Du paracétamol pour enfant**, indiqué en cas de fièvre et de douleurs – on recommande en général de ne pas l'administrer avant deux mois – lisez attentivement la notice et demandez conseil à votre médecin.
- **Une solution de réhydratation** : à utiliser sur les conseils du pédiatre en cas de diarrhées ou de vomissements.

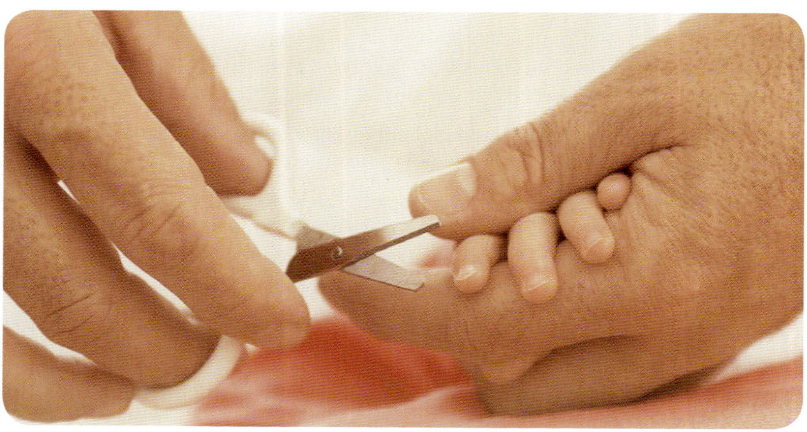

- Des remèdes naturels, dont *Aconitum* 30 CH, à administrer dès les premiers signes de maladie, *Belladonna* 30 CH, en cas de fièvre ou d'inflammation, *Chamomilla* 30 CH, pour calmer votre bébé durant ses poussées dentaires ou s'il ne veut pas se coucher.
- **Une crème antibactérienne,** à appliquer sur petites coupures et écorchures.
- **Une lotion solaire pour bébé,** de préférence bio et toujours exempte de nanoparticules.
- **Une seringue médicale ou un compte-gouttes**, pour être sûre de bien donner le bon dosage et faciliter l'administration.
- **Un coupe-ongles et un ciseaux à ongles.**
- **Un thermomètre** : il en existe différents modèles (voir page 113).
- **Des Coton-Tige**, pour nettoyer le conduit auditif externe – veillez surtout à ne pas les enfoncer dans le conduit interne.
- **Des disques de coton** pour enlever les croûtes des yeux au réveil et les saletés qui s'accumulent dans les replis du cou.
- **Des pansements et bandages adhésifs**, tailles bébé et enfant.
- **Un bon manuel des premiers soins**, spécialisé dans le traitement des nourrissons et des enfants.

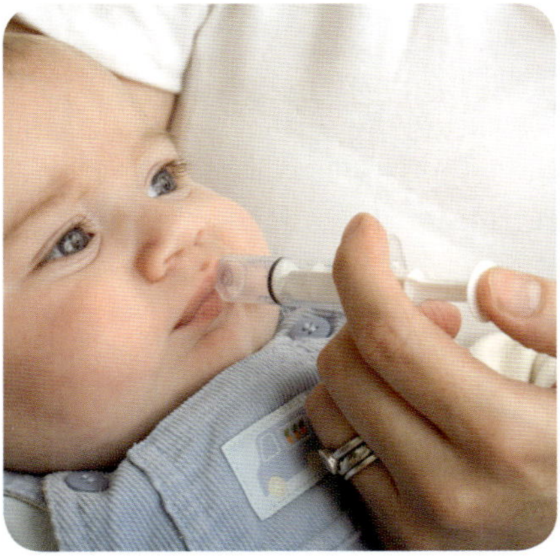

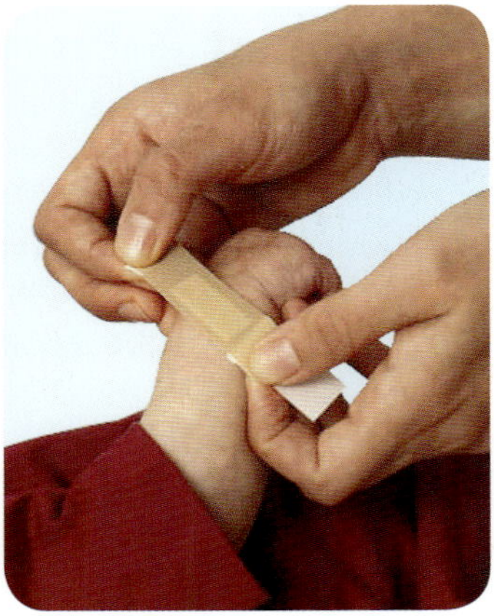

Votre instinct de nidification

Il n'y a rien qui fasse naître autant de nouveaux sentiments que les derniers mois de grossesse. Parmi eux, le mystérieux « instinct de nidification », qui peut surprendre les femmes n'ayant jusque-là jamais éprouvé d'intérêt pour les travaux domestiques. Si c'est votre cas, profitez-en ! Cela vous permettra d'avoir une maison fin prête pour l'arrivée de votre bébé et pourra faciliter le déclenchement du travail.

- ○ **Faites votre valise de maternité** (voir pages 68-69) : vous éviterez ainsi d'avoir à chercher partout au dernier moment pour rassembler vos affaires, et vous vous sentirez débarrassée d'une corvée.
- ○ **Changez les draps des lits** et mettez de l'ordre dans votre armoire à linge : vous aurez certainement de la visite durant les premières semaines et il est préférable de ne pas avoir à s'occuper de tout cela à la dernière minute, alors qu'on est déjà très accaparée.
- ○ **Faites un grand ménage de printemps,** de ceux qu'on ne fait qu'une seule fois dans sa vie ; il se peut que vous ne vous sentiez plus jamais autant d'attaque que maintenant, et l'énergie ainsi dépensée vous permettra de sombrer dans un sommeil profond et réparateur.
- ○ **Voyez si vous ne pouvez pas convier quelques amies** pour une journée de ménage : tout ira beaucoup plus vite et vous aurez en plus de la compagnie ; ce sera par ailleurs l'occasion de demander à quelqu'un de faire le gros œuvre à votre place.
- ○ **Le temps est maintenant venu d'investir dans des produits d'entretien naturel**, non seulement pour avoir une maison nickel, mais aussi pour éviter la dispersion de produits chimiques potentiellement nocifs pour le bébé.
- ○ **Ouvrez les fenêtres en grand et aérez la maison** ; sortez les tapis, étendez-les sur une corde à linge et laissez rentrer la lumière.
- ○ **Triez les nouveaux vêtements de bébé par tailles**, de manière à ne pas avoir à tout mettre sens dessus dessous à chaque fois que vous chercherez quelque chose à lui mettre.
- ○ **Passez vos placards de cuisine en revue** et voyez si rien ne manque : il y a des chances que vous ne puissiez pas beaucoup sortir les premiers temps après l'accouchement, aussi est-il utile d'avoir l'essentiel en réserves suffisantes au moment voulu.
- ○ **Faites la même chose dans la salle de bain**, et profitez-en pour vous faire couler un bon bain moussant.

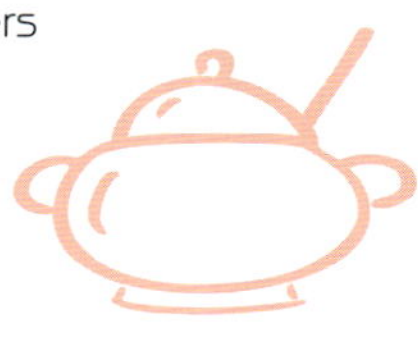

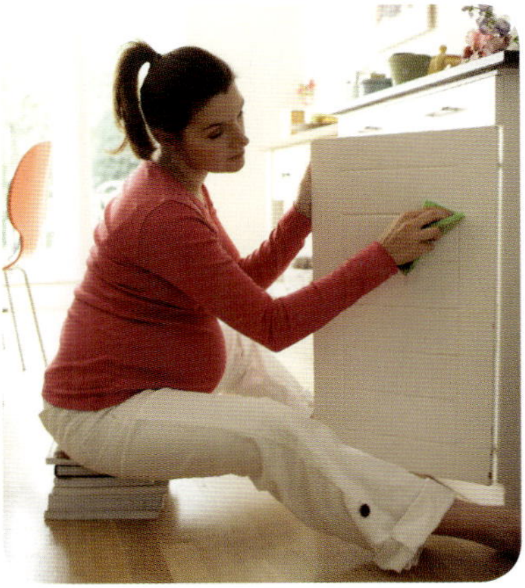 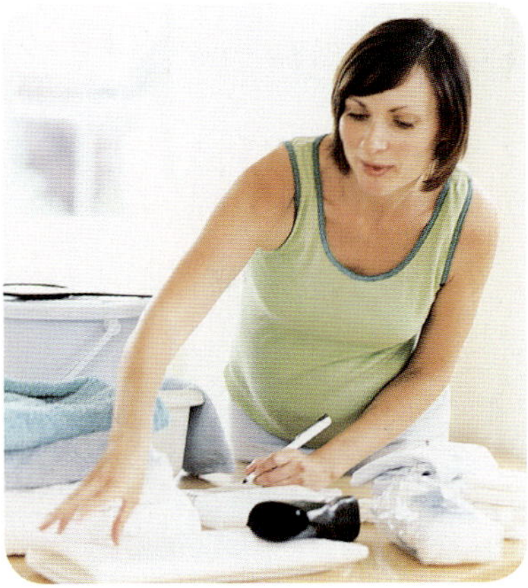

- **Préparez quelques plats à mettre au congélateur** pour avoir sous la main quelque chose de bon à manger lorsque vous vous consacrerez à votre bébé et n'aurez pas le courage de faire la cuisine.
- **Remplissez votre réfrigérateur** de bons encas postnataux (voir page 88).
- **Faites la liste des personnes à appeler** de retour de la maternité.
- **Préparez vos faire-part** : mettez timbres et adresses sur les enveloppes, ou bien préparez un faire-part à envoyer par Internet, en ajoutant, le moment venu, quelques photos du bébé et les précisions d'usage.
- **Faites quelque chose de créatif :** peignez la chambre de bébé, brodez au point de croix un petit oreiller ou un tableau, commencez un album type scrapbook ou bien écrivez simplement à votre bébé une lettre que vous rangerez, avec d'autres souvenirs, dans une boîte décorative.
- **Cherchez sur Internet des sites utiles** consacrés de la maternité ou créez une liste « bébé » sur le site de votre épicerie en ligne : lorsque vous serez à court de temps, il vous suffira de cliquer.
- **Renseignez-vous sur les services de location et nettoyage de couches** si vous envisagez d'utiliser des couches lavables.
- **Mettez de l'ordre dans vos comptes** : payez les en-cours et budgétez les mois à venir (voir pages 14-15) ; évitez le stress des lettres de rappel quand vous serez très occupée avec votre bébé.
- **Et n'oubliez pas de vous chouchouter** : prenez rendez-vous pour des séances de manucure, de pédicure et de massage ; une fois votre bébé venu au monde, vous serez non seulement un peu juste en temps disponible, mais peut-être aussi en argent.

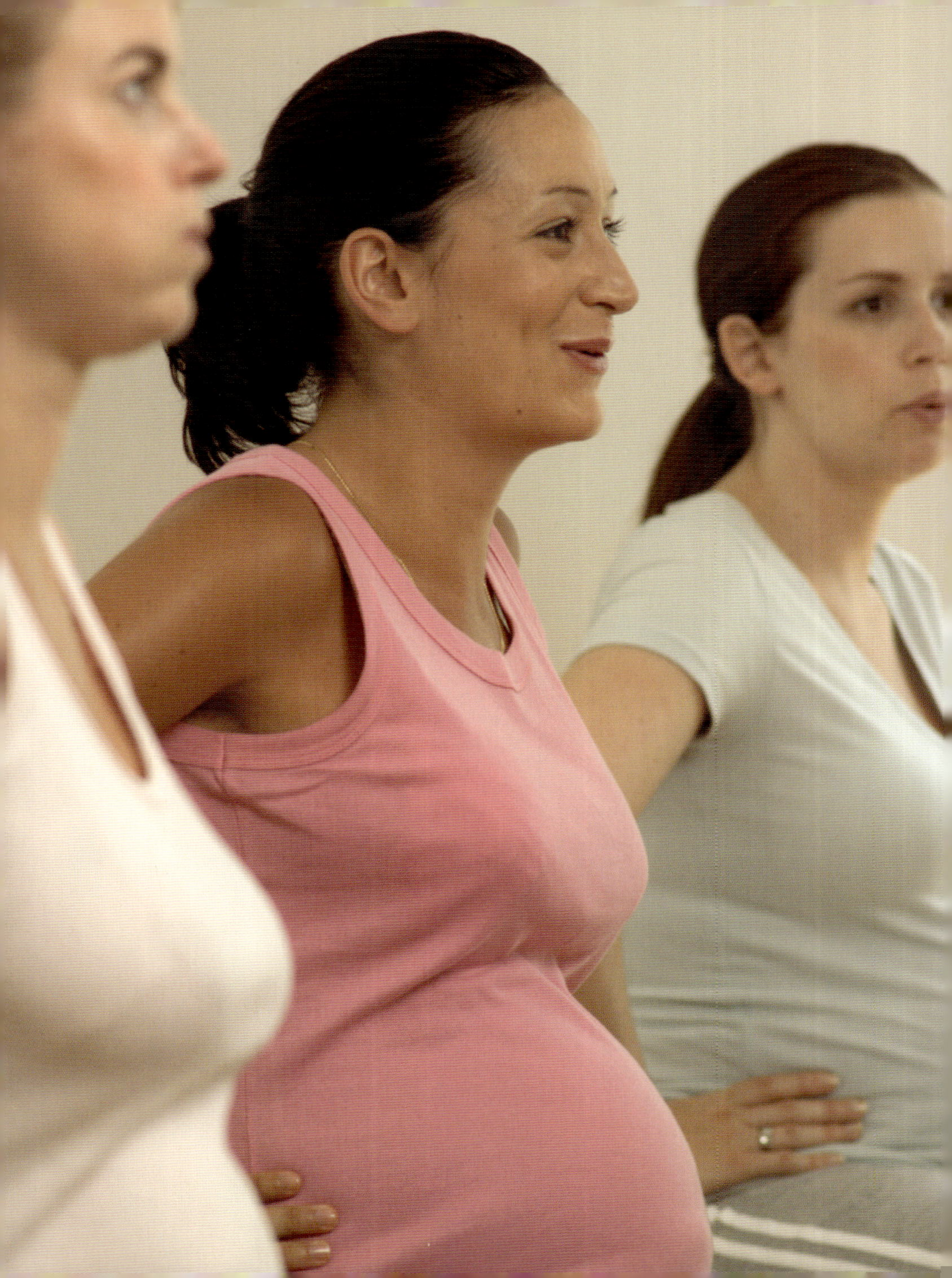

Se préparer à l'accouchement

Choisir son accouchement

Mettre un enfant au monde est une expérience unique. Voici quelques-uns des paramètres à prendre en considération dans le choix de l'endroit où vous accoucherez, ainsi éventuellement que du type d'accouchement.

Accouchement à l'hôpital

- ○ **Lorsque vous choisissez un hôpital** pour accoucher, pensez à la distance par rapport à chez vous, pas seulement pour l'accouchement lui-même, mais aussi pour les examens prénataux.
- ○ **Visitez la maternité au préalable** et posez des questions (voir page 64).
- ○ **Renseignez-vous sur les tarifs des interventions obstétricales**, notamment si vous optez pour un accouchement physiologique ; certaines maternités sont maintenant dotées d'un « pôle physiologique » où des équipes de sages-femmes s'occupent spécialement des femmes désirant accoucher avec le moins d'intervention médicale possible.
- ○ **Renseignez-vous sur le règlement intérieur concernant les points qui vous importent**, comme la possibilité de visites dans le bloc d'accouchement, la continuité des soins obstétriques ou l'allaitement.
- ○ **Restez souple** : peut-être avez-vous une préférence pour l'accouchement à domicile, mais si, du fait d'un travail difficile, votre bébé a besoin de soins d'urgence, vous serez contente d'être dans une maternité avec un pédiatre à même d'intervenir immédiatement.

Accouchement en clinique

- ○ **L'environnement est généralement plus intime** et convivial qu'à l'hôpital.
- ○ **La future maman peut y être suivie par son gynécologue.**
- ○ **Il est possible d'y avoir une chambre individuelle.**
- ○ **Selon les statuts de la clinique**, conventionnée ou agréée, les frais médicaux et de séjour sont plus ou moins remboursés par la Sécurité sociale ; les frais supplémentaires de confort sont à votre charge.

Accouchement à domicile

- ○ **Si votre grossesse se déroule normalement et que vous êtes en bonne santé**, rien en principe ne peut vous empêcher d'accoucher à domicile.

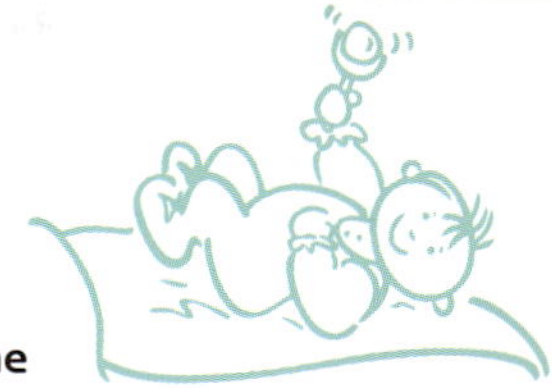

- **Prenez contact avec un obstétricien ou une sage-femme en libéral près de chez vous** qui pratique les accouchements à domicile. L'AAD est actuellement remboursé par la Sécurité sociale à hauteur de 312 €.
- **La sage-femme viendra chez vous avec tout le matériel nécessaire**, mais il vous faudra tout de même préparer certaines choses (voir page 72).

Retour précoce à domicile après accouchement

- **En l'absence de risque médical pour la mère ou l'enfant**, il est possible d'opter pour un retour précoce au domicile après accouchement en maternité. Le suivi postnatal se fait à la maison selon un cahier des charges très strict.

Types d'accouchement

- **Accouchement par voie basse** : les femmes qui mettent au monde par la voie naturelle allaitent plus facilement, restent moins longtemps à la maternité et se remettent généralement plus vite.
- **Accouchement par césarienne** : extraction chirurgicale du bébé nécessitant l'incision de la paroi abdominale et de l'utérus ; cette intervention peut s'avérer nécessaire en cas de grossesse multiple, de présentation défavorable ou de certaines affections.
- **Accouchement physiologique** : accouchement sans ou avec le minimum d'intervention médicale.
- **Accouchement aquatique** : travail et délivrance dans l'eau – le monitoring du bébé se fait au moyen d'un doppler spécial.
- **Accouchement sous hypnose** : méthode consistant à recourir à l'hypnose pour abaisser le seuil de perception de la douleur ; la future maman assiste avant l'accouchement à des séances d'apprentissage de l'autohypnose et de la respiration contrôlée.

Que demander lors de la visite à la maternité

Dans le cadre de la préparation à l'accouchement, on vous proposera peut-être une visite de la maternité. Saisissez cette opportunité. Cela vous permettra non seulement de voir par vous-même l'endroit où votre bébé viendra au monde, mais ce sera aussi l'occasion de poser des questions sur des sujets tels que :

- ○ **Les possibilités de parking, d'achats de dernière minute et de restauration** (ainsi que leurs coûts).
- ○ **La procédure d'admission.**
- ○ **Ce que vous devrez prendre avec vous**, et ce que vous n'êtes pas autorisée à prendre.
- ○ **Les heures de visite pour la famille et les amis**, le nombre de visiteurs et le règlement concernant la présence de jeunes enfants.
- ○ **La possibilité d'avoir une chambre individuelle.**
- ○ **Le nombre de patientes dans le service,** et si les bébés restent avec leur mère ou dorment à la pouponnière.
- ○ **La politique de la maternité vis-à-vis du projet de naissance** (vos desiderata).
- ○ **Le moment à partir duquel le travail est déclenché.**
- ○ **Le nombre d'accouchements effectués,** et le taux d'interventions obstétricales (césariennes et extractions instrumentales).
- ○ **Qui réalisera l'accouchement**, et ce qu'il en est de la continuité des soins.
- ○ **La présence ou non de baignoires dans la salle de travail.**
- ○ **Les traitements antalgiques proposés** ; s'il est possible de se faire assister par un thérapeute ou d'avoir recours à des traitements naturels durant le travail ; le laps de temps au bout duquel on appelle l'anesthésiste pour pratiquer une péridurale (voir page 76).
- ○ **Le type de monitoring utilisé.**
- ○ **Ce qui se passera pour vous et votre bébé juste après l'accouchement.**
- ○ **L'assistance dont vous pourrez bénéficier pour l'allaitement maternel.**
- ○ **Demandez à voir** l'unité de soins intensifs et de réanimation des nouveau-nés.
- ○ **Posez toutes les questions qui vous passent par la tête**, même si elles peuvent paraître un peu stupides.

Choisir un cours de préparation à l'accouchement

Les cours de préparation à l'accouchement sont le lieu idéal pour rencontrer de futurs parents et s'assurer d'un bon réseau de soutien pouvant se maintenir après le retour de la maternité. Vous y apprendrez aussi à quoi vous attendre lors du travail et quels sont les meilleurs moyens pour gérer la douleur et l'inconfort avant et après l'accouchement.

- ○ **Les cours de préparation à l'accouchement**, animés par un médecin ou une sage-femme, se déroulent généralement à l'hôpital. Le nombre de participants est souvent assez élevé. Les papas sont les bienvenus.
- ○ **Les cours privés** auprès d'une sage-femme en libéral se font en comité plus restreint ; jusqu'à huit séances sont remboursées à 100 %.
- ○ **Il existe des cours réservés aux femmes**, à l'intention de certaines communautés.
- ○ **Les cours de yoga** pour femmes enceintes permettent de renforcer le corps en vue de l'accouchement.
- ○ **Les cours de début de grossesse** s'adressent aux femmes qui désirent bénéficier de conseils dès les premiers mois.
- ○ ....
- ○ ....

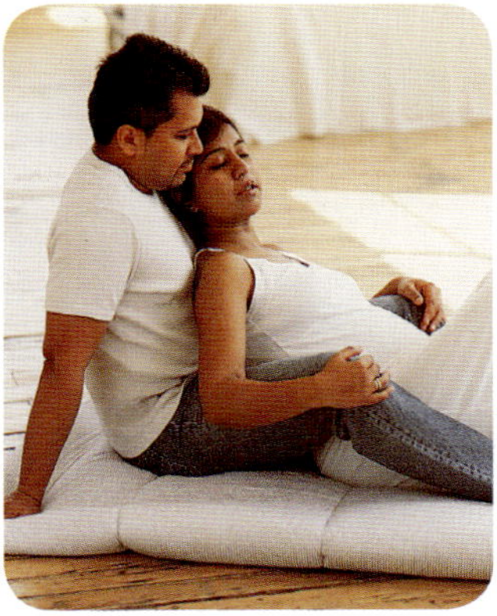

Considérations pratiques

Choisissez si possible un cours avec des participantes qui devraient accoucher à peu près à la même date que vous. Cela créera des liens. Si vous n'avez pas le temps de suivre des cours de préparation à l'accouchement, qui s'étalent normalement sur six à huit semaines, essayez d'assister à un atelier d'une journée sur des thèmes tels que la respiration durant le travail ou l'allaitement maternel.

La rédaction d'un projet de naissance

Rédiger un projet de naissance, sur le modèle de ce qui se fait couramment en Grande-Bretagne, permet de faire le point sur les modalités des soins dont vous souhaitez bénéficier durant le travail et la naissance. Rien n'empêche de le détailler, mais il faut rester souple : il est rare que le travail se passe exactement comme prévu, et le principal est de donner naissance à un bébé en bonne santé.

Réfléchissez aux points suivants et notez :

- ◯ **Qui vous aimeriez avoir auprès de vous durant le travail,** et si vous accepteriez que des soignants en formation assistent à l'accouchement.
- ◯ **Le cadre que vous souhaiteriez** : lumières tamisées, musique, etc.
- ◯ **Si vous voulez rester active et comment.**
- ◯ **Comment vous voulez que s'effectue le monitoring de votre bébé.**
- ◯ **Vos préférences en matière de traitement antalgique.**
- ◯ **Si vous souhaitez être mise sous perfusion.**
- ◯ **Quelles interventions obstétricales vous paraissent acceptables** et dans quelles conditions.
- ◯ **Votre point de vue sur le déclenchement et l'accélération du travail.**
- ◯ **La position dans laquelle vous souhaitez accoucher.**
- ◯ **Votre point de vue sur l'épisiotomie.**
- ◯ **Si vous voulez toucher la tête du bébé lorsqu'elle sort.**
- ◯ **Si vous voulez que ce soit le papa qui coupe le cordon ombilical.**
- ◯ **Votre point de vue sur le fait de photographier ou filmer l'accouchement.**
- ◯ **Si vous souhaitez qu'on place tout de suite le bébé sur votre ventre**, avant même qu'il ait été lavé et examiné.
- ◯ **Si vous souhaitez participer à la première toilette de votre bébé.**
- ◯ **Ce que voulez que l'on fasse du placenta.**
- ◯ **Combien de temps vous souhaitez rester à la maternité.**
- ◯ **Si vous savez que vous allez accoucher par césarienne**, vous pouvez demander à ce que le papa soit présent et à ce qu'on abaisse l'écran pour que vous puissiez voir le bébé sortir.
- ◯ **Comment vous souhaitez allaiter votre bébé.**

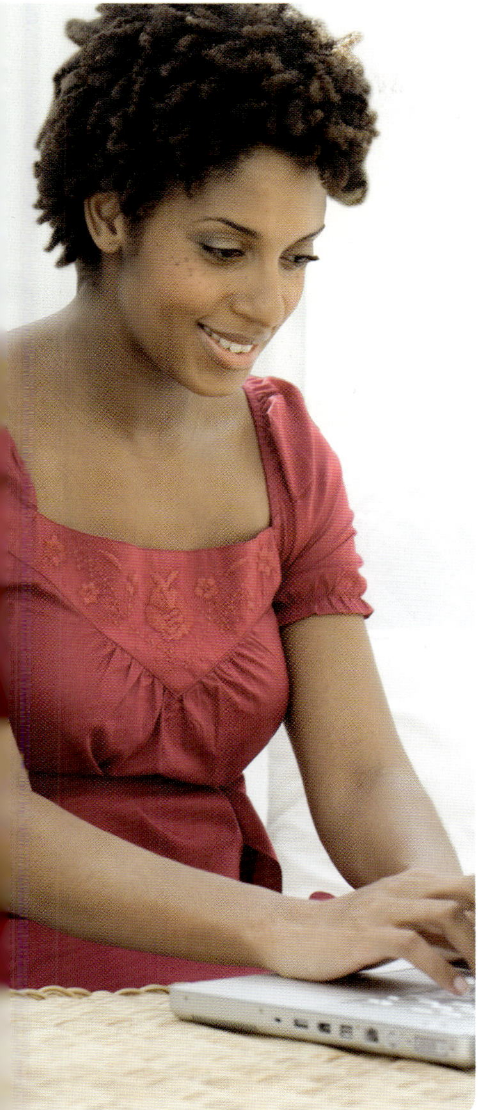

Une fois votre projet de naissance rédigé :

- ◯ **Montrez-le à votre sage-femme et demandez-lui conseil** : elle pourra vous aider pour toute information dont vous aurez besoin et vous aiguillera si l'un ou l'autre de vos desiderata n'est pas réaliste.
- ◯ **Soulignez les éléments les plus importants** ; vous pouvez toujours changer d'avis, mais si quelque chose vous semble particulièrement important, il faut que les personnes qui vont s'occuper de vous soient au courant.
- ◯ **Il peut également être utile de faire une liste des choses** pour lesquelles vous accepter de laisser le choix aux intervenants.
- ◯ **Faites des copies de votre projet** et donnez-en une à votre partenaire, une à votre médecin et une à la sage-femme qui supervisera votre accouchement.
- ◯ ______________________________

Votre valise pour la maternité

Il est judicieux de préparer sa valise pour la maternité quelques semaines avant la date de l'accouchement, de manière à être fin prête pour le grand jour. Prenez un peu plus que ce dont vous pensez avoir besoin, au cas où vous devriez rester plus longtemps que prévu. Votre partenaire se chargera des détails (voir page 70). Alors cantonnez-vous aux éléments de base.

- ○ **Votre projet de naissance** si vous en avez un.
- ○ **Des objets pour personnaliser votre chambre**, tels que des bougies ou des coussins.
- ○ **Un peignoir**, des chaussons et des chaussettes.
- ○ **Un vieux T-shirt ou une nuisette pour le travail** ; 1 à 2 nuisettes ou pyjamas propres s'ouvrant par-devant pour après la naissance.
- ○ **Un baume pour les lèvres.**
- ○ **Des encas et des boissons** (si autorisés), notamment de l'eau en bouteille et une paille.
- ○ **Des produits de toilette**, maquillage, brosse à cheveux, brosse à dents et dentifrice.
- ○ **Vos traitements éventuels** (voyez avec votre médecin s'ils sont compatibles avec l'allaitement maternel).
- ○ **De quoi passer le temps** : un livre ou des magazines.
- ○ **Des moyens pour atténuer la douleur**, par exemple des huiles essentielles, des remèdes homéopathiques, un appareil de neurostimulation électrique transcutanée, une huile de massage, etc.
- ○ **Un soutien-gorge d'allaitement**, des coussinets d'allaitement et une crème pour les mamelons.
- ○ **Des serviettes hygiéniques spéciales maternité.**
- ○ **Des serviettes et gants de toilette.**
- ○ **De vieilles culottes ou des culottes jetables.**
- ○ **Des bouchons d'oreille**, en cas d'environnement bruyant.
- ○ **Votre téléphone portable** et votre carnet d'adresses ainsi que de la monnaie pour le téléphone.
- ○ **Quelque chose à vous mettre le jour de la sortie.**

La valise de votre bébé

Vous aurez à prendre avec vous à la maternité tout ce dont votre bébé aura besoin pour les premiers jours. Voici une liste de ce qui sera nécessaire tout de suite après la naissance et pour le séjour à la maternité.

- ○ **1 à 2 chemises de nuit** (pour les garçons aussi), qui permettent un accès facile au bas du corps pour changer rapidement la couche.
- ○ **2 à 3 grenouillères** : même si le séjour à la maternité est court, les bébés ont tendance à mouiller et tacher tout ce avec quoi ils entrent en contact.
- ○ **2 à 3 bodys en coton**, à fermeture pressions dans l'entrejambe.
- ○ **1 à 2 bavoirs en coton**, pour le lait inévitablement répandu.
- ○ **1 à 2 paires de chaussettes ou chaussons tricotés.**
- ○ **1 gilet** (bien que les hôpitaux soient connus pour être surchauffés et qu'il soit donc peu probable qu'il faille tenir chaud à votre bébé).
- ○ **Des moufles antigriffures** : les bébés naissent souvent avec des ongles très longs et peuvent se blesser eux-mêmes ou leur maman.
- ○ **1 petit bonnet** pour éviter les déperditions de chaleur par la tête.
- ○ **12 à 24 couches** : optez pour des couches jetables, car vous n'aurez pas la possibilité de faire de lessives.
- ○ **1 paquet de lingettes jetables bio.**
- ○ **1 à 2 couvertures pour bébé**, assez grandes pour l'envelopper et suffisamment douces pour l'apaiser.
- ○ **3 à 4 carrés de mousseline**, pour éponger et protéger vos vêtements.
- ○ **1 cape de bain.**
- ○ **1 gant de toilette doux.**
- ○ ....
- ○ ....
- ○ ....

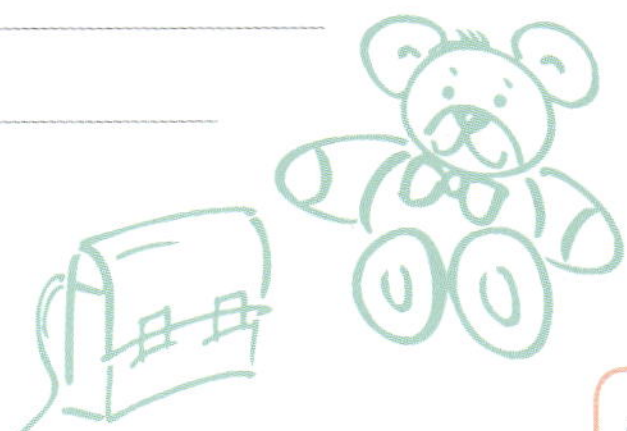

La checkliste de votre partenaire

Outre l'honneur de pouvoir être présent lors de l'accouchement, votre partenaire aura aussi quelques responsabilités. Ne vous croyez pas obligée de tout organiser vous-même : donnez l'aide-mémoire ci-dessous à votre compagnon et faites en sorte qu'il s'implique dès le départ. N'hésitez pas à déléguer le maximum de choses.

Les préparatifs

- ○ **Se renseigner sur la grossesse et les étapes du travail.**
- ○ **Préparer votre propre liste de questions pour le médecin ou la sage-femme.**
- ○ **Accompagner la maman lors des visites obligatoires.**
- ○ **Étudier le trajet de la maison à l'hôpital et le faire plusieurs fois.**
- ○ **Jeter un œil sur le projet de naissance**, et voir quels sont les points pour lesquels la maman serait éventuellement prête à des compromis.
- ○ **Assister à au moins un cours de préparation à l'accouchement**, pour se familiariser avec les techniques respiratoires qui aident durant le travail.
- ○ **Faire une liste des médicaments et interventions obstétricales** que la maman serait éventuellement prête à accepter.
- ○ **Faire les sacs et préparez** le maximum de choses au moins deux semaines avant l'arrivée du bébé.
- ○ **Faire une liste des choses qui doivent être ajoutées à la valise au dernier moment.**
- ○ **Revérifier encore une fois la liste de ce qu'il faut mettre dans la valise pour la maternité** (voir page 68) et les autres checklistes en rapport avec l'accouchement.

Passage de relais

Une fois que les contractions auront commencé, la maman voudra certainement que vous preniez la tête des opérations. Aussi soyez préparé à appeler la maternité si la poche des eaux se rompt ou si les contractions se succèdent à moins de 10 minutes d'intervalles. Une fois arrivés à la maternité, briefez la sage-femme sur le projet de naissance et demandez-lui de vous montrer où trouver tout ce dont vous pourriez avoir besoin.

À prendre avec soi

- ◯ **Des remèdes naturels**, avec une note sur le moment où ils peuvent ou doivent être pris.
- ◯ **Un maillot de bain** si la maman prévoit d'accoucher dans l'eau et si elle veut que vous la rejoigniez dans la baignoire.
- ◯ **De la monnaie pour les coups de fil** ; le téléphone portable n'est pas autorisé dans tous les hôpitaux ; vous en aurez peut-être besoin aussi pour le parking.
- ◯ **Une liste des personnes que vous devrez appeler dès que le bébé sera né.**
- ◯ **Un appareil photo ou un caméscope**, sans oublier le chargeur.
- ◯ **Des vêtements de rechange**, le travail pouvant être salissant.
- ◯ **Une brosse à dents et un nécessaire de toilette.**
- ◯ **Des jeux, par exemple un scrabble ou des cartes à jouer**, pour les périodes d'accalmie.
- ◯ **Une musique d'ambiance ou une musique qui ait une signification particulière pour vous** à passer durant l'accouchement.
- ◯ **Des sandwichs et/ou autres encas** pour vous et la maman, pour un regain d'énergie.
- ◯ **Une montre ou un réveil** pour chronométrer les contractions.
- ◯ **La valise du bébé.**
- ◯ **Un siège-auto pour ramener le bébé à la maison.**
- ◯ ....

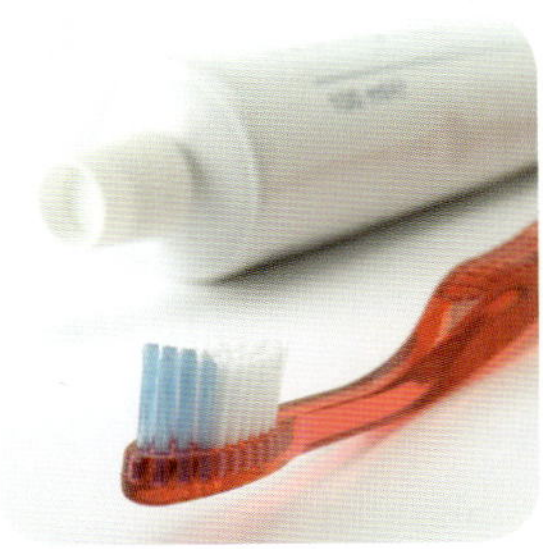

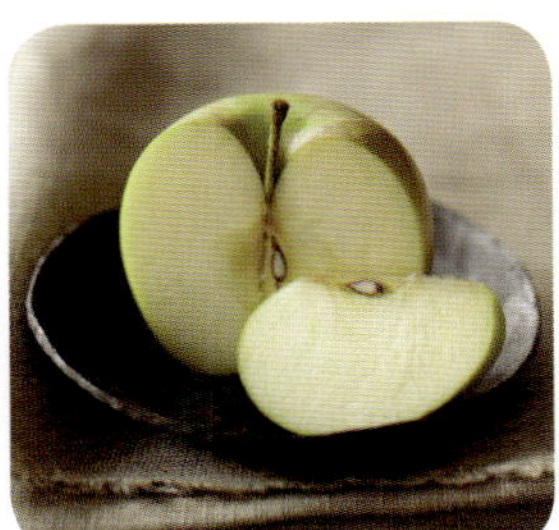

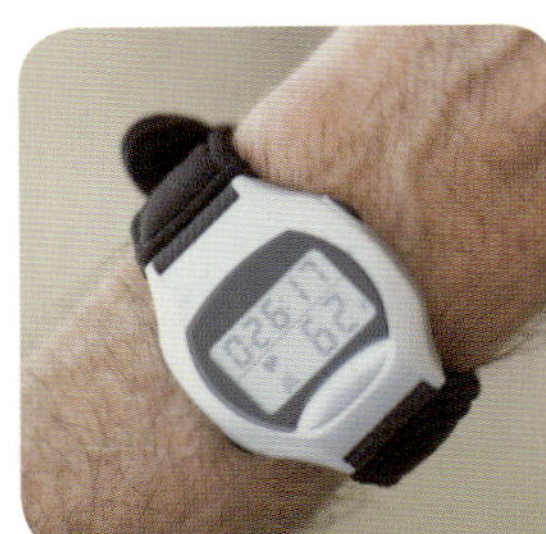

Accoucher à domicile

De même qu'il est important de préparer sa valise pour la maternité bien avant la date prévue pour l'accouchement, il est préférable que tout soit fin prêt à partir la 37ᵉ semaine si vous accouchez à la maison : tous les bébés n'attendent pas la date théorique pour arriver. L'accouchement à domicile permet de créer l'atmosphère que l'on souhaite ; alors n'hésitez pas à donner libre cours à votre imagination. Vous aurez besoin des choses suivantes :

- ○ **Un ou deux draps en plastique** pour protéger votre lit, le sol ou le canapé.
- ○ **De grands morceaux de tissus doux**, veilles serviettes éponge ou vieux draps.
- ○ **Des alèses jetables** (conçues pour l'incontinence), dont la taille est parfaitement adaptée pour accoucher et maintenir le nouveau-né au chaud.
- ○ **Votre projet de naissance** : il se peut que vous ayez finalement une autre sage-femme ; aussi est-il préférable que tout soit écrit noir sur blanc.
- ○ **De la musique et/ou des bougies** pour créer l'atmosphère souhaitée.
- ○ **Les moyens prévus pour atténuer la douleur**, tels qu'appareil de neurostimulation électrique transcutanée, remèdes homéopathiques ou musique hypnotique.
- ○ **Des glaçons.**
- ○ **Une bouillotte ou un coussin chauffant.**
- ○ **Des huiles essentielles pour le bain.**
- ○ **Des encas légers et des boissons pour refaire le plein d'énergie.**
- ○ **Si vous prévoyez d'accoucher dans l'eau**, le plus possible de vieilles serviettes-éponges.
- ○ **Des sacs-poubelles** pour le linge sale et autre.
- ○ **Du papier aluminium** (c'est la meilleure façon de tenir chaud au bébé lorsqu'il arrive).
- ○ **Un Tupperware ou une vieille barquette de glace**, pour le placenta.
- ○ **Un haut propre s'ouvrant par-devant, pour après la naissance.**
- ○ **Une bonne couverture pour vous tenir chaud après la naissance.**
- ○ **Un vanity-case** avec dedans le nécessaire pour vous-même et le bébé au cas où vous devriez quand même aller à la maternité.

Accoucher dans l'eau

Le travail et l'accouchement dans l'eau se pratiquent de plus en plus, des études ayant montré que cette méthode peut être bénéfique pour la mère et l'enfant. Qu'on loue une baignoire ou qu'on utilise celle de la maternité, le matériel nécessaire est normalement fourni. Si cela se passe à la maison, préparez-vous comme suggéré page précédente. Si c'est à la maternité, faites votre valise en conséquence. Voici quelques points auxquels il faut être attentif :

- ○ **Assurez-vous que votre sage-femme à une bonne expérience du travail et de l'accouchement dans l'eau.**
- ○ **Assurez-vous que le bébé bénéficiera d'un monitoring.**
- ○ **Demandez combien de femmes ont à ce jour utilisé cette méthode dans cette maternité**, et s'il y a déjà eu des problèmes.
- ○ **Demandez quelles sont les chances qu'une baignoire soit libre** au moment où vous en aurez besoin.
- ○ **Enquérez-vous des suppléments à payer, s'il y en a.**
- ○ **Envisagez des séances de préparation à l'accouchement en piscine** sous la surveillance d'une sage-femme et d'un maître-nageur.
- ○ **Parlez avec des femmes dont le travail et/ou l'accouchement se sont faits dans l'eau**, notamment des avantages et du déroulement.
- ○ **Si vous louez une baignoire**, assurez-vous qu'elle est assez grande pour être confortable et assez profonde (les aisselles arrivent aux bords).
- ○ **Assurez-vous que votre sol est suffisamment solide** pour supporter le poids d'une baignoire pleine avec ses occupants dedans ; il faut aussi qu'il y ait assez de place autour pour pouvoir accéder de tous côtés.
- ○ **Vérifiez que l'embout du tuyau correspond à la taille de votre robinet.**
- ○ **Ajoutez à l'eau une tasse de sel de mer** afin d'éviter d'avoir la peau fripée et imbibée d'eau.
- ○ **Prévoyez une pile de serviettes** propres à portée de main.
- ○ **Entraînez-vous aux postures** ; vous aurez peut-être besoin de coussins gonflables ou de serviettes pliées pour protéger vos genoux.
- ○ **Ayez toujours sous la main un brumisateur et une bouteille d'eau minérale** ; à rester longtemps dans l'eau chaude, on peut éprouver le besoin de se rafraîchir.

Les symptômes du travail

Vers la fin de la grossesse, beaucoup de femmes ont des fausses contractions (ou contraction de Braxton Hikcs), qu'on peut facilement prendre pour des vraies. Avant de vous précipiter à la maternité, consultez cette liste afin d'être sûre que le compte à rebours a bien démarré.

Recherchez les signes suivants :

- ◯ **Passages fréquents à la selle**, vomissement ou nausées précédant le début des contractions.
- ◯ Douleurs dans le bas du dos.
- ◯ **Exacerbation soudaine de l'instinct de nidification** (si vous vous mettez à repasser vos torchons de cuisine, c'est signe que quelque chose se prépare).
- ◯ **Crampes** rappelant plutôt les règles.
- ◯ **Contractions régulières** devenant de plus en plus rapprochées et douloureuses (mais ne vous étonnez pas si elles cessent – c'est normal aussi).
- ◯ **Au début du travail, on est généralement capable de parler entre les contractions** et de se comporter normalement.
- ◯ **Perte du bouchon muqueux**, amas du mucus obstruant le col de l'utérus ; s'il est mêlé de sang, c'est un signe supplémentaire.
- ◯ **Perte des eaux**, brutale ou au contraire par écoulement goutte à goutte ; ne vous affolez pas devant la quantité de liquide : la poche en contient beaucoup.
- ◯ ....

Accouchements express

Bien que le travail dure généralement quelques heures (souvent assez nombreuses pour un premier accouchement), il arrive dans certains cas que la naissance soit très rapide. Si les contractions sont profondes et rapides ou que vous éprouvez un besoin irrépressible de pousser, faites-vous conduire à la maternité ou appelez la sage-femme.

Questions sur les actes et traitements

Beaucoup de femmes et de couples sont tétanisés à l'idée du travail et de l'accouchement, mais ne savent pas comment exprimer leurs craintes et que demander. La chose la plus importante est que vous vous sentiez en confiance avec votre médecin et votre sage-femme. Dites-leur tout de suite ce qui vous fait peur et posez toutes les questions qui vous passent par la tête.

- ○ **Demandez à quoi correspond chacun des actes ou traitements proposés** et comment il se passe.
- ○ **Demandez si ça fait mal**, s'il y a des risques pour le bébé et des risques d'effets secondaires.
- ○ **Demandez s'il y a d'autres solutions.**
- ○ **Demandez pourquoi l'on vous propose tel ou tel acte ou traitement** – et s'il est absolument nécessaire.
- ○ **Demandez si l'acte ou le traitement proposé est courant** et si l'on a du recul.
- ○ **Demandez quels seront les effets de l'intervention ou du médicament proposés** sur le déroulement du travail, la façon dont vous récupérerez et la santé de votre bébé.
- ○ **Demandez ce qui peut se passer si le travail est ralenti**, ou si les choses ne se passent pas comme prévu.
- ○ **Demandez quels sont les avantages et les inconvénients du traitement proposé** : il faut que vous soyez clairement informés.
- ○ **Demandez un délai pour discuter des options avec le papa** et éventuellement vous renseigner plus avant, ou demander un second avis.
- ○ **Demandez s'il est possible de retarder l'intervention**, et si cela comporte des risques.
- ○ **Demandez à être immédiatement tenue informée si quelque chose survient qui risque d'affecter la santé de votre bébé.**
- ○ **Demandez de combien de temps vous disposez pour vous décider** ; par exemple, si vous pensez opter pour une péridurale, renseignez-vous pour savoir dans quel délai il faut en faire la demande.

Les options pour atténuer la douleur

La médecine conventionnelle et les thérapies alternatives offrent quantité de possibilités pour atténuer la douleur du travail. Beaucoup de femmes choisissent de combiner les deux. D'autres préfèrent opter pour le tout naturel ou le tout chimique. Voici quelques-unes des options généralement proposées par les maternités.

- ○ **La neurostimulation électrique transcutanée** (TENS) peut être utilisée au début du travail. La méthode consiste à placer sur le dos de la future maman des électrodes pour impulser au système nerveux périphérique des décharges de bas voltage, cela afin de favoriser la libération par l'organisme de substances antidouleur. Certaines femmes trouvent cela efficace, d'autres non.
- ○ **Air et gaz** (Entonox) : mélange analgésique d'oxygène et de protoxyde d'azote conçu pour endormir la douleur sans provoquer trop de somnolence. Il agit en moins d'une minute et peut être employé à tout moment durant le travail et la délivrance. Bien qu'il traverse le placenta, il n'a pas d'effets connus sur le bébé. Certaines femmes réagissent par une perte de contrôle, des nausées, une bouche sèche ou un état d'hébétude.
- ○ **Injections d'antalgiques** : la péthidine, la diamorphine et le meptazinol sont les produits les plus utilisés. Ils s'administrent en intramusculaire dans la cuisse ou la fesse, ou, occasionnellement, en intraveineuse, dans certains cas en auto-injection. Les effets secondaires les plus fréquents sont nausées, vomissements et somnolence. Ces médicaments peuvent agir sur la respiration du bébé et l'endormir.
- ○ **L'anesthésie péridurale** consiste à injecter un anesthésiant local dans le bas du dos pour bloquer l'information venant des nerfs qui alimentent le col de l'utérus. Une fine canule est introduite à proximité des racines nerveuses et laissée en place de manière à pouvoir réinjecter du produit selon les besoins. Une fois la canule positionnée, la future maman n'a plus conscience de sa présence. Avec une péridurale conventionnelle, les jambes sont très lourdes. On peut en avoir une version plus « soft », appelée « péridurale déambulatoire », qui permet de bouger un peu plus. Les seuls effets indésirables notoires sont des maux de tête et de l'hypotension durant et après l'anesthésie, mais cela est sans danger pour le bébé.
- ○ ....

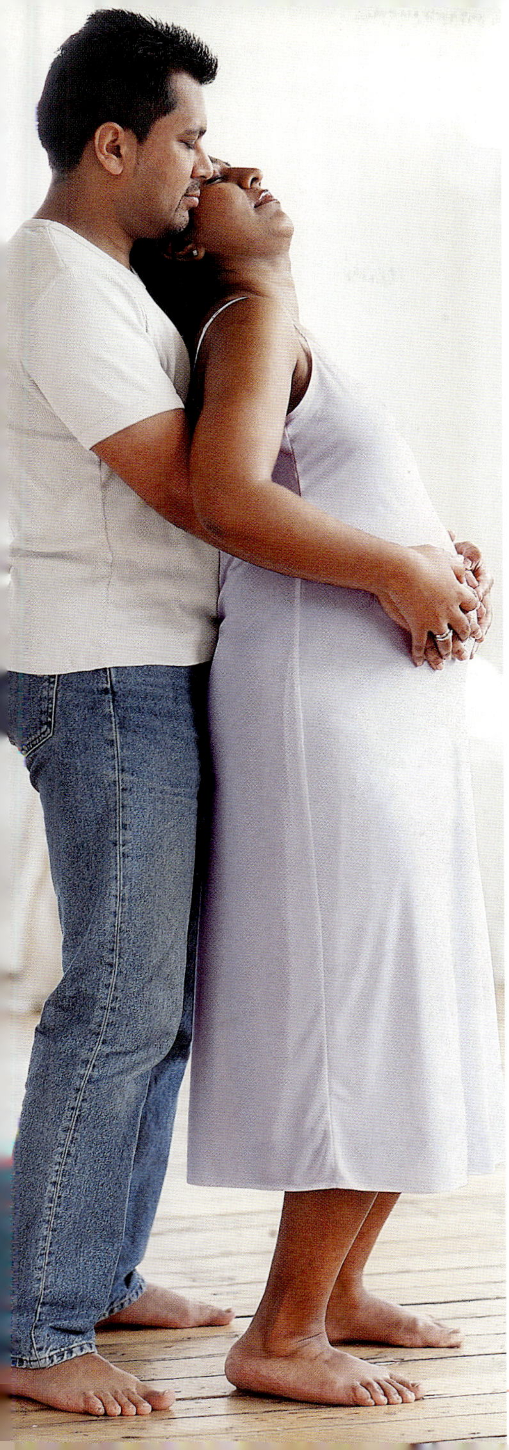

Antidouleurs naturels

Plusieurs méthodes permettent de lutter contre la douleur sans recourir à des médicaments. Il s'agit principalement des massages (par le papa ou une amie), de la relaxation (à laquelle vous devriez être initiée lors de votre préparation à l'accouchement), de l'eau (baignoire ou douche) et de la pratique d'une activité physique douce. À ces différents moyens, efficaces aux premiers stades du travail, s'ajoutent divers traitements qui peuvent également aider, comme la réflexologie, l'aromathérapie, l'homéopathie, la phytothérapie, l'acupuncture ou l'hypnose. Faites-vous conseiller par un thérapeute diplômé et expérimenté, avec lequel vous pourrez réfléchir à un kit de remèdes pour les différents stades du travail.

Votre liste de naissance

De plus en plus de futurs parents font connaître à l'avance leurs souhaits de cadeaux ou mettent une liste en ligne sur un ou plusieurs sites. Cela leur permet non seulement d'avoir exactement ce dont ils ont réellement besoin, mais permet aussi aux parents et amis de se mettre d'accord pour acheter en commun les équipements les plus onéreux.

Quelques idées de cadeaux vraiment utiles... :

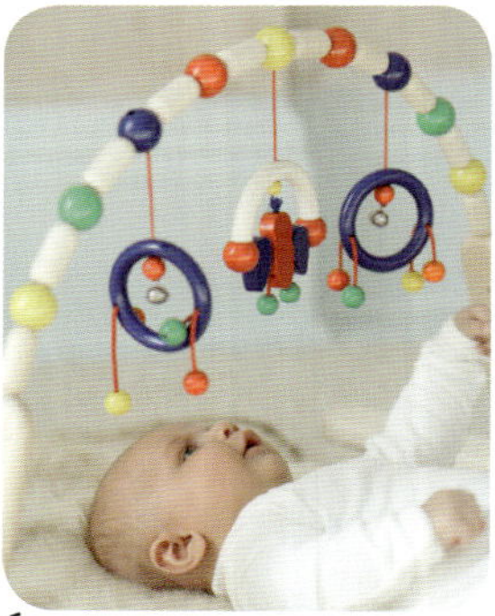

- ○ **Un babyphone.**
- ○ **Une poussette et/ou un siège-auto.**
- ○ **Une table à langer.**
- ○ **Une boîte à musique ou un mobile.**
- ○ **Un porte-bébé.**
- ○ **Des vêtements** (de plusieurs tailles).
- ○ **Un tapis d'éveil.**
- ○ **Des serviettes de bain.**
- ○ **Un sac à langer.**
- ○ **Des séances pour apprendre à masser votre bébé.**
- ○ **Un lecteur CD pour bébé** avec une sélection de morceaux apaisants et stimulants.
- ○ **Une séance photo par un professionnel.**

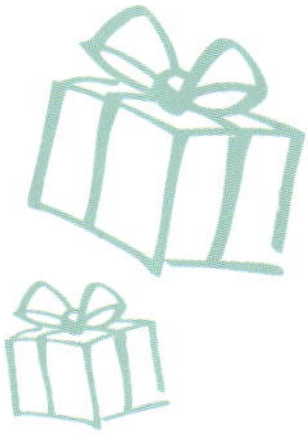

... et d'autres qui le sont tout autant sans forcément coûter de l'argent :

- ○ **Une ou deux séances de baby-sitting.**
- ○ **Un ou deux repas à mettre au congélateur.**
- ○ **Une séance de ménage** ou de repassage.
- ○ ....
- ○ ....
- ○ ....

Visites et soutien

Pour surmonter les premiers jours de vie commune avec votre bébé, il peut s'avérer très utile d'avoir un bon réseau de soutien, qu'on aura pris soin de se constituer au préalable. Mais ne perdez pas de vue que, aussi précieuse la présence d'amis et de personnes de bonne volonté soit-elle, il est également très important de s'accorder des moments rien qu'à soi.

- **Le mieux est d'organiser une rotation**, de manière à ne pas être inondée de visiteurs se présentant tous en même temps.
- **Incitez les visiteurs à appeler avant de venir**, afin de se mettre d'accord sur une plage qui convienne à tout le monde.
- **Essayez de limiter le nombre de visites les premiers jours** et assurez-vous que vos visiteurs ont conscience qu'il ne faut pas s'éterniser.
- **Si des amis vous offrent leur aide**, proposez-leur de venir quelques heures dans l'après-midi pour vous aider à préparer le repas et s'occuper de votre bébé pendant que vous vous reposez.
- **Vous pouvez mettre une liste sur le réfrigérateur**, avec écrit en grosses lettres : « Si vous voulez vous rendre utile... », suivi de l'énumération des tâches souhaitées.
- **Acceptez toutes les offres de repas préparés.**
- **Si vous avez d'autres enfants, veillez à ce qu'ils ne se sentent pas trop délaissés** au milieu de l'excitation générale.
- **Tous les visiteurs ne pensent pas forcément à apporter également un cadeau pour les frères et sœurs** ; aussi, prévoyez de toujours avoir un petit quelque chose sous la main pour éviter les drames.
- **Certaines familles préfèrent, pour éviter le problème des visites à rallonge, organiser une journée portes ouvertes** ; dans ce cas, demandez à tout le monde d'apporter quelque chose à manger et prévoyez plutôt de la vaisselle en plastique.

De l'aide à portée de main

Veillez à toujours avoir sous la main le numéro de téléphone de votre conseillère en allaitement et de votre médecin ou de votre sage-femme, de manière à pouvoir leur demander conseil à chaque fois que vous en avez besoin.

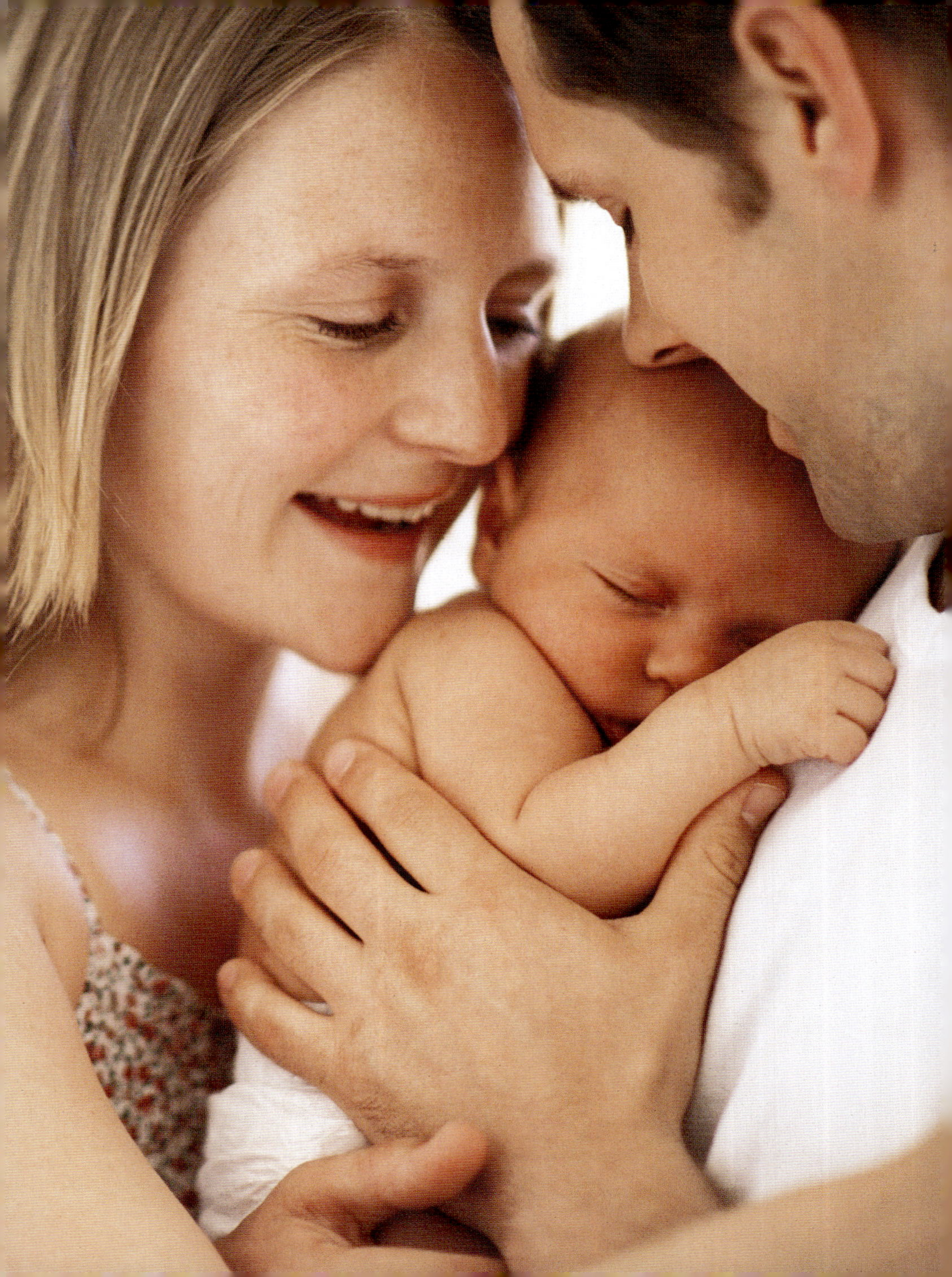

De retour de la maternité

Examens et tests néonataux

Votre bébé sera examiné tout de suite après la naissance, puis aura droit à d'autres examens avant de quitter la maternité. Si vous accouchez à domicile, l'examen sera réalisé par la sage-femme et vous serez probablement invitée à vous rendre à la maternité pour montrer votre bébé à un pédiatre. Votre santé et votre bien-être sont tout aussi importants ; attendez-vous aussi à être examinée.

Votre bébé

- ○ **Le test d'Apgar,** ou check-up du nouveau-né, est réalisé cinq minutes après la naissance ; il permet d'évaluer la coloration de la peau, la capacité respiratoire, le rythme cardiaque, le tonus et les cris (en réponse aux stimuli), le score total le plus élevé étant de 10.
- ○ **Votre bébé sera pesé et mesuré**, et l'on notera la circonférence de sa tête.
- ○ **Sa bouche sera examinée à la recherche d'éventuels signes de muguet,** et ses yeux pour s'assurer qu'il n'y a pas d'infection.
- ○ **Tous les nouveau-nés reçoivent de la vitamine K**, en injection ou par voie orale, pour prévenir les hémorragies par carence, qui touchent 1 bébé sur 10 000 (la vitamine K intervenant dans la coagulation sanguine).
- ○ **Le dépistage du déficit en acyl-coenzyme-A-déshydrogénase des acides gras à chaîne longue**, maladie rare qui affecte la façon dont l'organisme convertit les graisses en énergie, est maintenant proposé.
- ○ **L'ouïe de votre bébé sera testée** à la naissance ou peu après, à la maternité ou bien chez vous par un professionnel de santé.
- ○ **Dans les 48 heures suivant sa naissance, votre bébé subira un examen clinique de la tête aux pieds** – tout y passera : la tête, les oreilles, la bouche, la peau, le cœur, les poumons, les parties génitales, les mains, les pieds, la colonne vertébrale, le bassin et les réflexes.
- ○ **La sage-femme regardera la couleur de la peau de votre bébé** pour rechercher d'éventuels signes d'ictère ; elle vous interrogera aussi sur les couches pour s'assurer qu'il fait pipi et caca régulièrement.
- ○ **Le cordon ombilical sera examiné** pour s'assurer qu'il sèche comme il faut.
- ○ **Une prise de sang au talon** sera effectuée vers la fin de la première semaine afin de détecter différents troubles possibles.
- ○ **À six ou huit semaines**, un pédiatre effectuera un check-up complet.

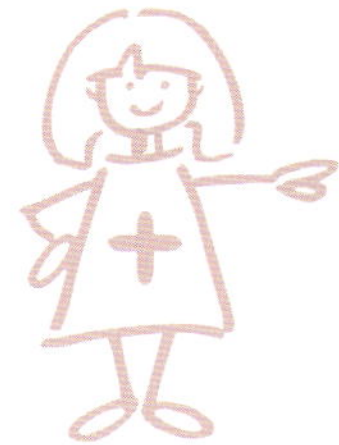

Vous

- **La sage-femme examinera votre utérus** afin de s'assurer qu'il est ferme et que le placenta a bien été entièrement expulsé.
- **Saignements et pertes seront évalués.**
- **Votre tension sera mesurée.**
- **Un examen du vagin** pourra vous être proposé en cas de saignements anormaux, de problèmes de fissures vaginales, de douleurs inhabituelles ou si vous avez subi une épisiotomie.
- **Des analyses de sang** vous seront prescrites si vous avez souffert d'anémie par le passé.
- **On vous demandera si vous urinez et allez à la selle normalement.**
- **Des analyses d'urines** vous seront peut-être demandées afin de s'assurer que vos reins fonctionnent bien et qu'il n'y a pas d'infection.
- **Votre cicatrice de césarienne ou votre périnée** seront contrôlés pour voir si la cicatrisation se fait bien.
- **La question de l'allaitement maternel** sera abordée.

Six à huit semaines après l'accouchement

- **Vous aurez droit à une batterie complète d'examens** comprenant à nouveau ceux évoqués précédemment ; à ce stade, il n'y doit plus y avoir de saignements et votre utérus doit avoir retrouvé sa taille initiale.
- **On vous posera quelques questions sur votre humeur et votre état affectif** afin de s'assurer que vous n'êtes pas guettée ou déjà frappée par la dépression postnatale (voir page 85).
- **Si vous n'êtes pas immunisée contre la rubéole** et que vous n'avez pas été vaccinée avant de quitter la maternité, on vous proposera une injection.
- **Un frottis pourra vous être proposé,** et vous aurez la possibilité d'aborder la question de la contraception ; si vous optez pour un stérilet, il pourra être mis en place.
- **Cette consultation postnatale marque la fin officielle du suivi en maternité**, à moins que des complications nécessitent une surveillance prolongée.

Visites à domicile et visites chez le pédiatre

En France, les jeunes mamans peuvent bénéficier de séances de suivi postnatal par une sage-femme, dont deux, qui doivent avoir lieu entre le 8ᵉ jour suivant l'accouchement et l'examen médical postnatal obligatoire (prévu entre la 6ᵉ semaine et la 8ᵉ semaine après l'accouchement), sont remboursées à 100 %.

La Protection maternelle et infantile (PMI), service relevant du département, propose en outre un suivi gratuit par une puéricultrice. Le nombre des visites est à déterminer en lien avec le médecin traitant ou les services hospitaliers.

Par ailleurs, vous pouvez vous rendre, pour votre bébé, chez un médecin pédiatre ou chez un médecin généraliste. En dehors de la visite médicale postnatale obligatoire (entre la 6ᵉ et la 8ᵉ semaine), plus aucune visite n'est obligatoire depuis janvier 2009.

Cependant, en plus des urgences ou maladies éventuelles de votre bébé, les visites conseillées (souvent spécifiées dans le carnet de santé) sont :

- **Une fois par mois jusqu'à 6 mois.**
- **À 9 et 12 mois.**
- **Deux fois au cours de la deuxième année.**
- **À 2 ans** pour l'examen du 24ᵉ ou 25ᵉ mois.
- **Deux fois par an jusque 6 ans.**

Ces visites seront l'occasion :

- **D'effectuer les vaccinations nécessaires** (voir pages 96-97).
- **De vérifier le bon développement psychomoteur du bébé.**
- **De mesurer son poids, sa grandeur, la taille de sa tête** (et de parler du déroulement de son alimentation).
- **D'écouter son cœur et ses poumons.**
- **D'examiner ses yeux, ses oreilles, sa gorge, son ventre, ses organes génitaux, etc.**
- **Et de vous écouter** concernant toutes les autres petites inquiétudes que vous pourriez avoir…

Reconnaître les signes de dépression postnatale

La dépression postnatale, ou dépression du post-partum, touche 10 à 15 % des jeunes mamans. Les symptômes diffèrent d'une femme à l'autre, et il est normal d'en éprouver au moins quelques-uns après l'accouchement. On conseille néanmoins d'être attentif aux signes ci-dessous : soyez honnête avec vous-même sur la façon dont vous vous sentez, et n'hésitez pas à faire part de vos inquiétudes à votre médecin, votre sage-femme ou une puéricultrice.

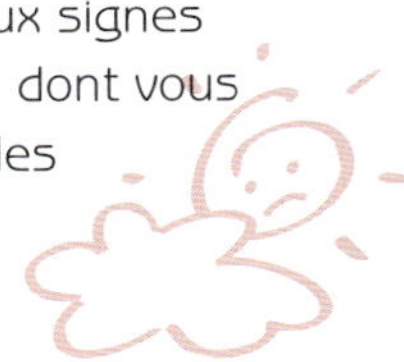

- ○ **Léthargie.**
- ○ **Tendance à pleurer facilement.**
- ○ **Angoisses.**
- ○ **Sentiment de culpabilité et de honte du fait de ne pas arriver à être heureuse.**
- ○ **Irritabilité.**
- ○ **Confusion.**
- ○ **Sommeil perturbé et fatigue excessive.**
- ○ **Difficulté à prendre des décisions.**
- ○ **Perte de l'estime de soi.**
- ○ **Manque de confiance dans votre aptitude à remplir votre rôle de mère.**
- ○ **Perte de la libido.**
- ○ **Perte d'appétit.**
- ○ **Hostilité ou indifférence vis-à-vis des personnes que normalement vous aimez.**
- ○ **Peur de vous porter atteinte à vous-même ou à votre bébé.**
- ○ **Sentiment d'être désemparée.**

Acceptez l'aide qu'on vous propose

Il n'y a aucune honte à souffrir de dépression postnatale. Essayez de garder un peu de temps pour vous-même et acceptez qu'une personne de confiance s'occupe un peu de votre bébé si elle le propose.

Dormir suffisamment

Après avoir déjà eu du mal à dormir durant les dernières semaines de grossesse et être passée par l'épreuve de l'accouchement, vous serez peut-être découragée en constatant le peu de temps qu'un nouveau-né laisse à ses parents pour se reposer. Pourtant le sommeil est essentiel pour les jeunes mamans (et papas). Aussi allez-vous devoir vous organiser.

- **Dormez quand bébé dort** : si c'est un oiseau de nuit et qu'il vous empêche de vous coucher, réglez-vous sur lui jusqu'à ce que vous vous sentiez suffisamment d'énergie pour essayer de faire en sorte que ce soit l'inverse.
- **Laissez pour plus tard les tâches ménagères et autres besognes** : le plus important à ce stade étant de saisir toutes les occasions pour se reposer.
- **Essayez de ne pas culpabiliser si vous passez beaucoup de temps devant la télé** avec les pieds surélevés pendant que vous donnez le sein à votre bébé ou si vous vous assoupissez quand il dort.
- **Ne paniquez pas** : vous allez être obligée de changer vos habitudes et d'abandonner l'idée de faire des nuits de sept ou huit heures de sommeil d'affilée ; si vous acceptez d'emblée que votre sommeil soit fragmenté, vous vous sentirez plus détendue et récupérerez mieux.
- **Même des petites siestes de 10 minutes** peuvent aider à supporter le manque de sommeil et à recharger les batteries.
- **Si vous êtes plutôt du genre active et énergique**, cela vous semblera peut-être difficile, mais acceptez toutes les propositions d'aide de manière à pouvoir vous reposer et dormir.

Survivre au manque de sommeil

Une étude menée au Royaume-Uni a montré que les jeunes mamans ne dorment, en moyenne, que quatre heures par nuit, et parfois moins pour celles qui donnent le sein. Rien d'étonnant donc à ce que vous vous sentiez fatiguée. Le plus important est de ne pas paniquer. Essayez de ne pas regarder votre réveil, car cela ne fera que vous rappeler combien peu vous dormez. Acceptez de vivre au rythme de votre bébé et dites-vous bien que, une fois qu'il aura trouvé un cycle veille-sommeil normal, vous récupérerez rapidement.

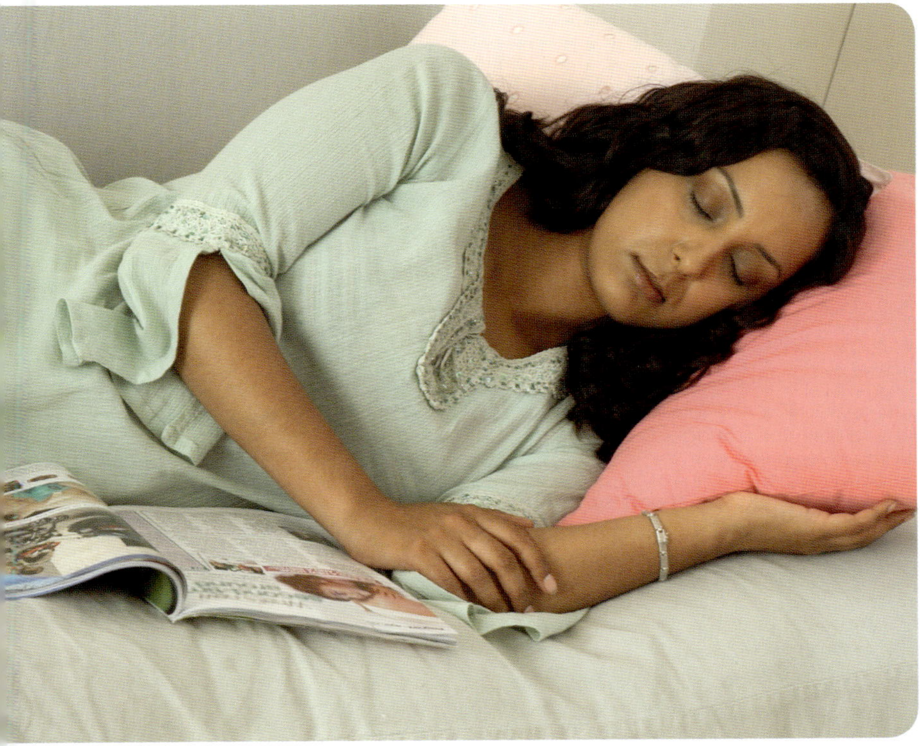

- **Voyez lequel est plutôt du matin et lequel plutôt du soir** ; si le papa aime se lever tôt, n'hésitez pas, une fois le repas pris, à lui confier bébé et à vous remettre au lit ; si vous aimez vous coucher tard, laissez le papa se coucher avant vous.
- **Organisez-vous** : en parvenant à établir un semblant de routine, vous saurez à quel moment espérer dormir et quand avoir un peu de temps pour vous-même.
- **Enfin, chouchoutez-vous un peu** ; prenez un bon bain parfumé aux huiles essentielles (voir page 37), puis mettez-vous au lit avec un livre pendant qu'on s'occupe pour vous de votre bébé : même si vous n'arrivez pas à lire plus d'une page ou deux, cela vous aidera à décompresser, et vous sombrerez dans un sommeil réparateur.
- ....

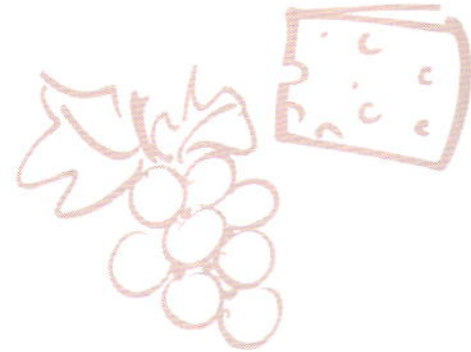

Les meilleurs encas pour les jeunes mamans

L'allaitement maternel et la réadaptation du corps après le travail et l'accouchement peuvent provoquer faim et fatigue. Aussi est-il important de refaire souvent le plein d'énergie en prenant un petit encas sain. Voici quelques idées pour favoriser un rétablissement rapide et booster votre humeur.

- **Tous les encas conseillés durant la grossesse** (voir page 20) conviennent aussi parfaitement pour la période postnatale ; aussi n'hésitez pas à en remplir votre réfrigérateur et votre congélateur avant la date prévue pour l'accouchement.
- **Veillez à avoir un apport suffisant en acides gras oméga 3**, que l'on trouve principalement dans le poisson, les fruits à coque et les graines ; des études ont montré que ces huiles, en améliorant les fonctions cérébrales, aident à prévenir la dépression.
- **Mangez beaucoup de bonnes protéines** : elles sont nécessaires à votre corps pour produire la sérotonine, neurotransmetteur à effet calmant ; quelques tranches de viande maigre, des œufs brouillés ou des haricots secs avec du pain vous en fourniront une bonne dose.
- **Accompagnez vos encas de boissons fraîches** : les tisanes peuvent être bues glacées avec un peu de miel et de jus de citron, mais l'eau minérale reste la meilleure boisson pour s'hydrater ; la fatigue et les angoisses peuvent être des symptômes de déshydratation
- **Prenez de temps en temps un carré de chocolat noir** pour l'énergie et l'apport en fer ; outre le fait qu'il ne provoque pas de pic de glycémie, cet aliment accroît le taux de sérotonine au niveau du cerveau.
- **Quand vous préparez à manger**, coupez quelques bâtonnets de céleri, carottes, poivron et brocoli en plus et mettez-les au réfrigérateur un peu d'eau froide : vous pourrez en manger tout au long de la journée, trempés dans du houmous ou autres dips.
- **Mélangez des fruits et du yaourt dans un mixeur** pour vous faire un smoothie.
- **Évitez les encas sucrés et transformés**, comme les chips, les biscuits et les gâteaux : ils vous rassasieront peut-être sur le moment, mais votre glycémie atteindra rapidement des sommets, vous laissant finalement fatiguée et irritable.

Quelques plats familiaux simples et rapides

Le temps est compté lorsqu'on a un nouveau-né à la maison. Aussi est-il intéressant de préparer à l'avance des plats simples, rapides et sains que vous pourrez conserver quelques jours au réfrigérateur ou même congeler. Voici quelques suggestions :

- **Un bon potage de légumes**, que vous préparerez en laissant mijoter quelques heures des légumes racines additionnés d'une poignée d'aromates dans un bouillon de volaille ou de légumes et que vous pourrez déguster accompagné de pain et de fromage.
- **Placez des tranches de jambon et de fromage sur une tortilla** avec de la coriandre et des oignons émincés, repliez la pâte, puis passez à la poêle ou sur le gril jusqu'à ce que le fromage fonde ; servez avec une soupe.
- **Dans une cocotte**, mettez à cuire à feu doux des légumes racines et un morceau de viande à ragoût ou de volaille, ajoutez un peu de vin ou de bouillon et laissez mijoter toute la journée.
- **Préparez un hachis de viande** qui pourra servir de base pour une sauce bolognaise, un chili con carne, une moussaka ou des lasagnes ; congelez-le en petites portions, que vous pourrez décongeler au gré des besoins.
- **Faites rôtir un gros poulet** et servez-vous-en pour faire des sandwichs, un curry, de la soupe ou une salade.
- **Les légumes grillés** se gardent bien et, mélangés à de la feta et des aromates, constituent un plat nourrissant prêt en cinq minutes.
- **Facilitez-vous la vie** : le repas du soir peut très bien se composer d'un œuf sur le plat et d'une tranche de jambon ou d'un bon morceau de fromage et d'une omelette végétarienne.

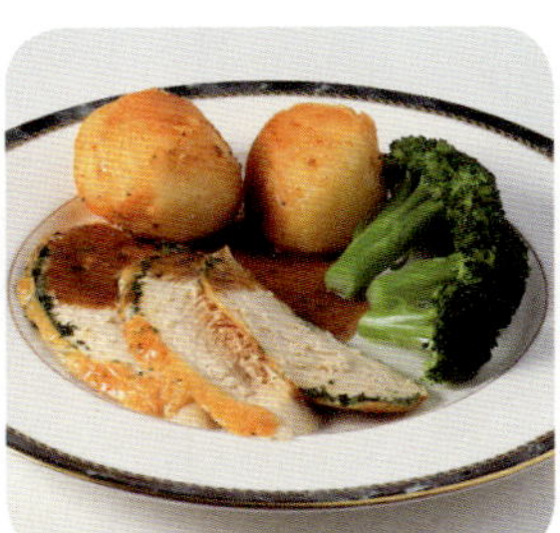

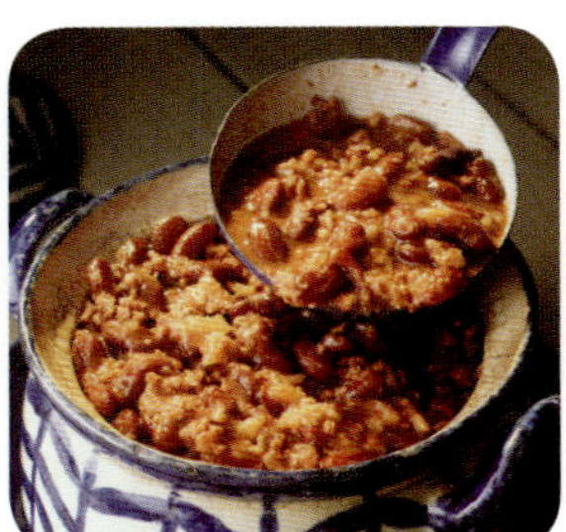

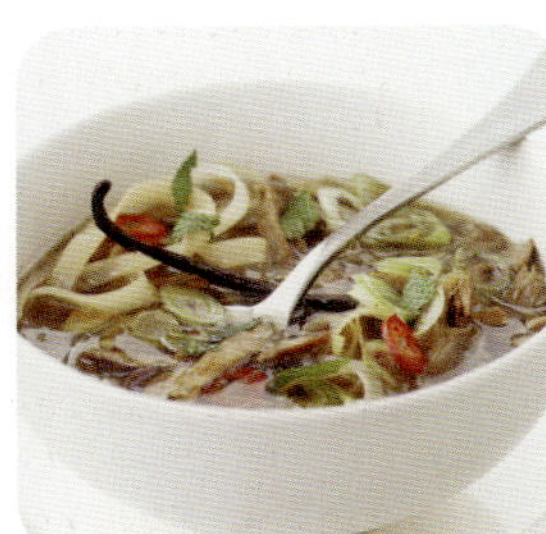

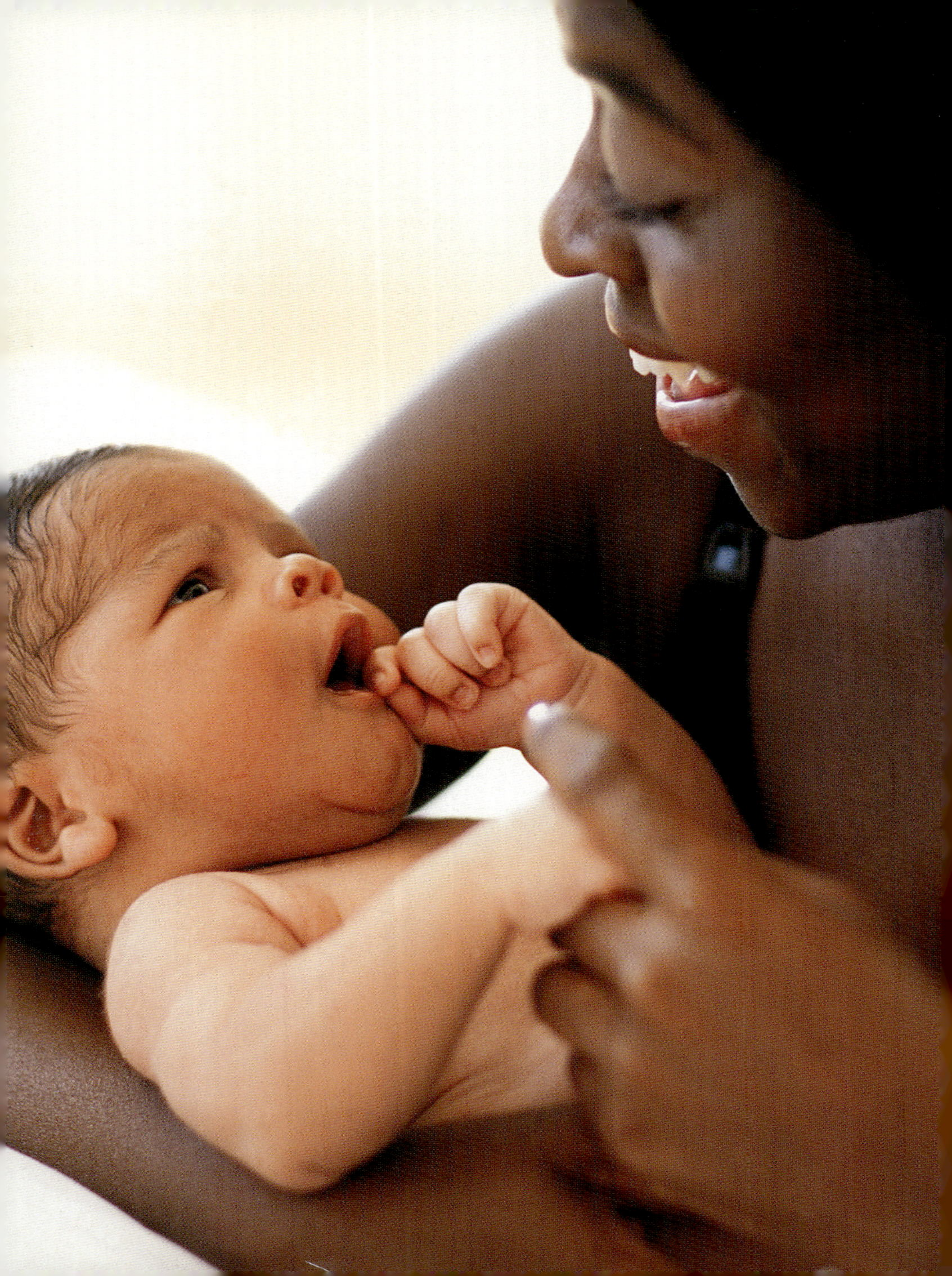

Pour être à jour

Éveil et développement

Durant les premières années de sa vie, votre enfant devra passer plusieurs visites médicales qui permettront de s'assurer qu'il se développe normalement. Vous pouvez procéder vous-même à quelques vérifications pour voir s'il franchit bien les différentes étapes à peu près en temps et en heure.

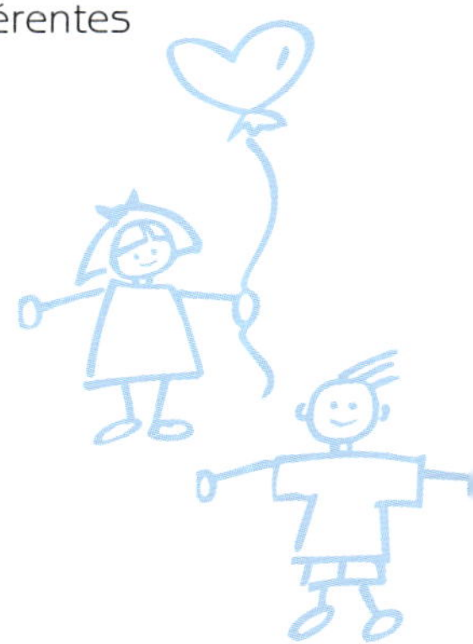

Vers l'âge de 6-8 semaines, votre bébé :

- ○ **Sourit et peut suivre des yeux un objet en mouvement.**
- ○ **Entend bien et réagit aux sons.**
- ○ **Commence à avoir des horaires de sommeil à peu près réguliers.**
- ○ **Pleure moins qu'au début.**

Vers l'âge de 8-9 mois, votre bébé :

- ○ **Peut se tenir assis sans aide et tient bien sa tête.**
- ○ **Commence à développer la coordination œil-main** : peut tendre les deux mains et saisir un objet.
- ○ **Interagit avec son entourage.**
- ○ **Babille et réagit quand on lui parle.**

Vers l'âge de 18-24 mois, votre bébé :

- ○ **Marche** et a une démarche symétrique normale.
- ○ **Se sert normalement de ses mains et maîtrise la coordination des gestes.**
- ○ **Commence à prononcer des mots ayant un sens** et avec parfois tentatives d'assemblage.
- ○ **Comprend en partie ce qu'on lui dit.**
- ○ **Montre du doigt quand il veut quelque chose** ou attirer l'attention sur ce qui l'intéresse.
- ○ ....

Poids et taille

Votre bébé sera bien sûr pesé et mesuré à chaque fois que vous le montrerez à un pédiatre ou à votre médecin de famille et les résultats seront consignés dans son carnet de santé, mais rien ne vous empêche de procéder de votre côté à des pesées et mensurations régulières et de faire un tableau pour garder trace de son évolution.

Date	Âge	Poids	Taille

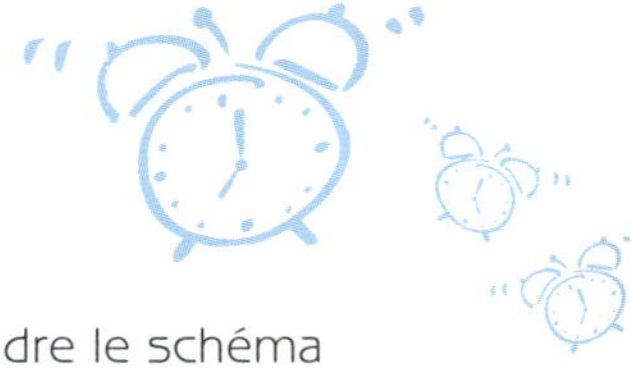

Cycle veille-sommeil

Voici un tableau à remplir chaque jour pour comprendre le schéma veille-sommeil de votre bébé. Cela vous aidera non seulement à connaître ses rythmes et savoir à quel moment les problèmes surviennent, mais aussi à déterminer les créneaux horaires où vous pouvez espérer souffler. Faites des photocopies si vous pensez continuer une fois ces deux pages remplies.

Jour/heure	Temps de veille	Heure d'endormissement	Modalités d'endormissement

Jour/heure	Temps de veille	Heure d'endormissement	Modalités d'endormissement

Vaccinations

Notez la date de chaque vaccination ainsi que les éventuels symptômes ou effets secondaires observés. Ces informations pourront vous être utiles par la suite quand votre enfant sera plus grand.
En France seuls les vaccins contre la diphtérie et le tétanos (primo-vaccination et rappel à 18 mois) et la poliomyélite (primo-vaccination et rappels jusqu'à l'âge de 13 ans) sont obligatoires.

Âge	**Date**	**Vaccin**
2 mois		Diphtérie, tétanos, coqueluche, méningite à *Haemophilus influenzae* B et polio (1re injection) Hépatite B (1re injection) Pneumocoque (1re injection)
3 mois		Diphtérie, tétanos, coqueluche, méningite à *Haemophilus influenzae* B et polio (2e injection) Pneumocoque (2e injection, pour les enfants à risques)
4 mois		Diphtérie, tétanos, coqueluche, méningite à *Haemophilus influenzae* B et polio (3e injection) Hépatite B (2e injection) Pneumocoque (2e injection, ou 3e pour les enfants à risques)
12 mois		Rougeole, oreillons, rubéole (1re injection) Pneumocoque (3e injection, ou 4e pour les enfants à risques)
Entre 13 et 14 mois		Rougeole, oreillons, rubéole (2e injection)

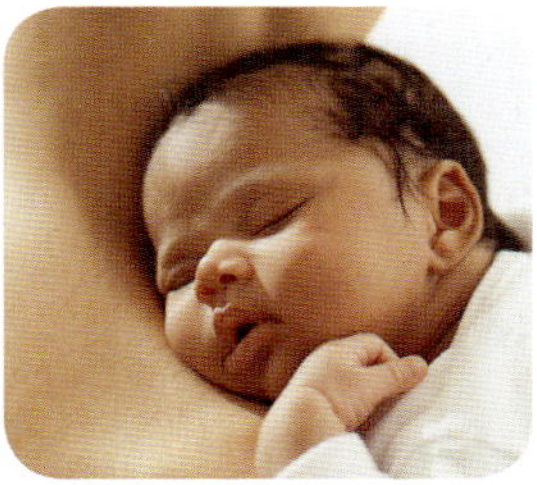

Réactions naturelles

Beaucoup de bébés font des réactions aux vaccins. Les symptômes, qui disparaissent au bout d'un ou deux jours, sont une légère fièvre, de l'irritabilité, une certaine somnolence et une tuméfaction à l'endroit de l'injection. S'ils persistent, consultez votre médecin.

	Numéro de lot (demander au médecin)	Effets secondaires

Visites, cadeaux et remerciements

Il est étonnant de constater comme les premiers mois de la vie d'un enfant passent vite pour les parents, et les détails ont tendance à s'effacer avec le temps. En tenant un journal des visites et des cadeaux reçus sans oublier de noter si vous avez déjà envoyé vos remerciements, vous saurez non seulement où vous en êtes sur le moment, mais garderez aussi pour plus tard le souvenir de cette période unique.

Date	Visiteurs	Cadeau(x)	Remerciements envoyés

Date	Visiteurs	Cadeau(x)	Remerciements envoyés

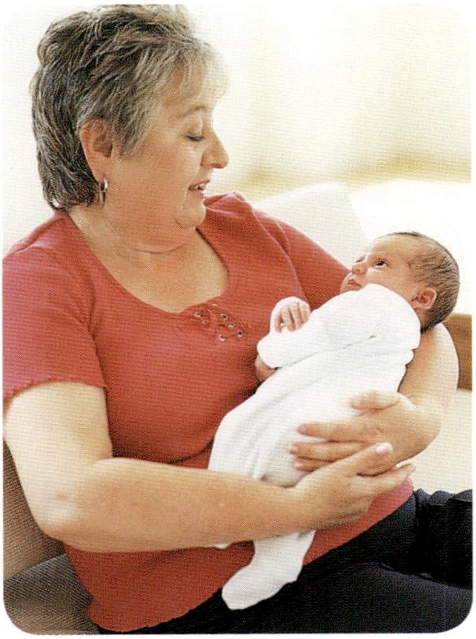

N'oubliez pas...

Veillez à bien noter tous les cadeaux qu'on vous fait lorsque vous êtes vous-même en visite avec votre bébé ou que l'on vous envoie par la poste. Dans les premiers jours, du fait de la fatigue, de tout ce qu'il y a à faire et du chamboulement hormonal, on se laisse facilement déborder par les événements. Le fait d'en garder une trace écrite vous permettra de vous en souvenir.

Déclarations et démarches

Durant les premières semaines, un certain nombre de démarches administratives doivent être effectuées. Aussi mieux vaut-il s'en débarrasser le plus vite possible. En faisant rapidement la demande de carte d'identité, vous pourrez partir quand vous voudrez en voyage – et peut-être profiter comme cela de votre congé maternité pour montrer votre bébé aux membres de la famille vivant à l'étranger.

La déclaration de naissance

- ○ **La déclaration de naissance doit être faite dans les trois jours** qui suivent l'accouchement, week-ends non compris.
- ○ **La déclaration se fait à la mairie du lieu de naissance par le père** ou, à défaut, par une personne présente au moment de l'accouchement.
- ○ **Si les parents ou l'un des deux parents ne sont pas de nationalité française**, vous devez, après avoir fait la déclaration de naissance, contacter l'ambassade ou le consulat du pays d'origine.
- ○ **La déclaration de naissance par le père ne vaut pas reconnaissance** : si les parents ne sont pas mariés, une démarche de reconnaissance volontaire est nécessaire pour établir la filiation.
- ○ **En cas de non-respect du délai de trois jours**, la naissance, pour pouvoir être inscrite sur les registres, doit faire l'objet d'un jugement du tribunal de l'arrondissement.
- ○ **Pour la déclaration, vous devez fournir** obligatoirement un certificat établi par le médecin ou la sage-femme.
- ○ **Si vous en possédez déjà un, munissez-vous de votre livret de famille** afin que l'enfant puisse y être inscrit, ainsi que l'acte de reconnaissance s'il a été établi avant la naissance.
- ○ **Vérifiez bien avant de signer la déclaration de naissance que tous les détails qui y sont portés sont exacts** : il est très difficile de faire rectifier par la suite.
- ○ ....
- ○ ....
- ○ ....
- ○ ....

La carte d'identité

- ○ **Votre bébé aura besoin d'avoir sa propre carte d'identité** si vous voulez traverser les frontières à l'intérieur de l'UE.
- ○ **La demande doit être déposée à la mairie** du lieu de domicile.
- ○ **Vous devrez fournir un extrait d'acte de naissance** avec filiation ou la copie intégrale de l'acte de naissance.
- ○ **Si le bébé est né en France** et qu'au moins l'un des deux parents est français, il ne vous sera pas demandé de justificatif de nationalité.
- ○ **Deux photos d'identité** identiques récentes doivent être jointes au dossier.
- ○ **Il est demandé aux parents de produire un justificatif de domicile ou de résidence.**
- ○ **Les délais d'obtention** sont assez variables et peuvent parfois prendre une quinzaine de jours : aussi, si vous devez partir, prenez-vous-y suffisamment à l'avance.

L'inscription auprès d'un médecin traitant

- ○ **Les enfants ne sont pas concernés par le parcours de soin** tel qu'instauré pour les adultes en 2005. Vous pourrez donc montrer votre bébé à un pédiatre, un médecin généraliste ou un spécialiste sans avoir à passer par la case médecin référent.
- ○ **Les examens obligatoires et le calendrier des vaccinations** figurent dans le guide de surveillance médicale qui vous sera envoyé après l'accouchement.
- ○ ____________________

Archivage sécurisé

Achetez un grand classeur ou un trieur accordéon pour conserver à un même endroit tous les documents importants concernant bébé. Vous pourrez aussi y ranger des petits mémentos. Si vous en avez la possibilité, scannez les documents-clés afin de les avoir aussi dans votre ordinateur, en cas de perte ou de vol.

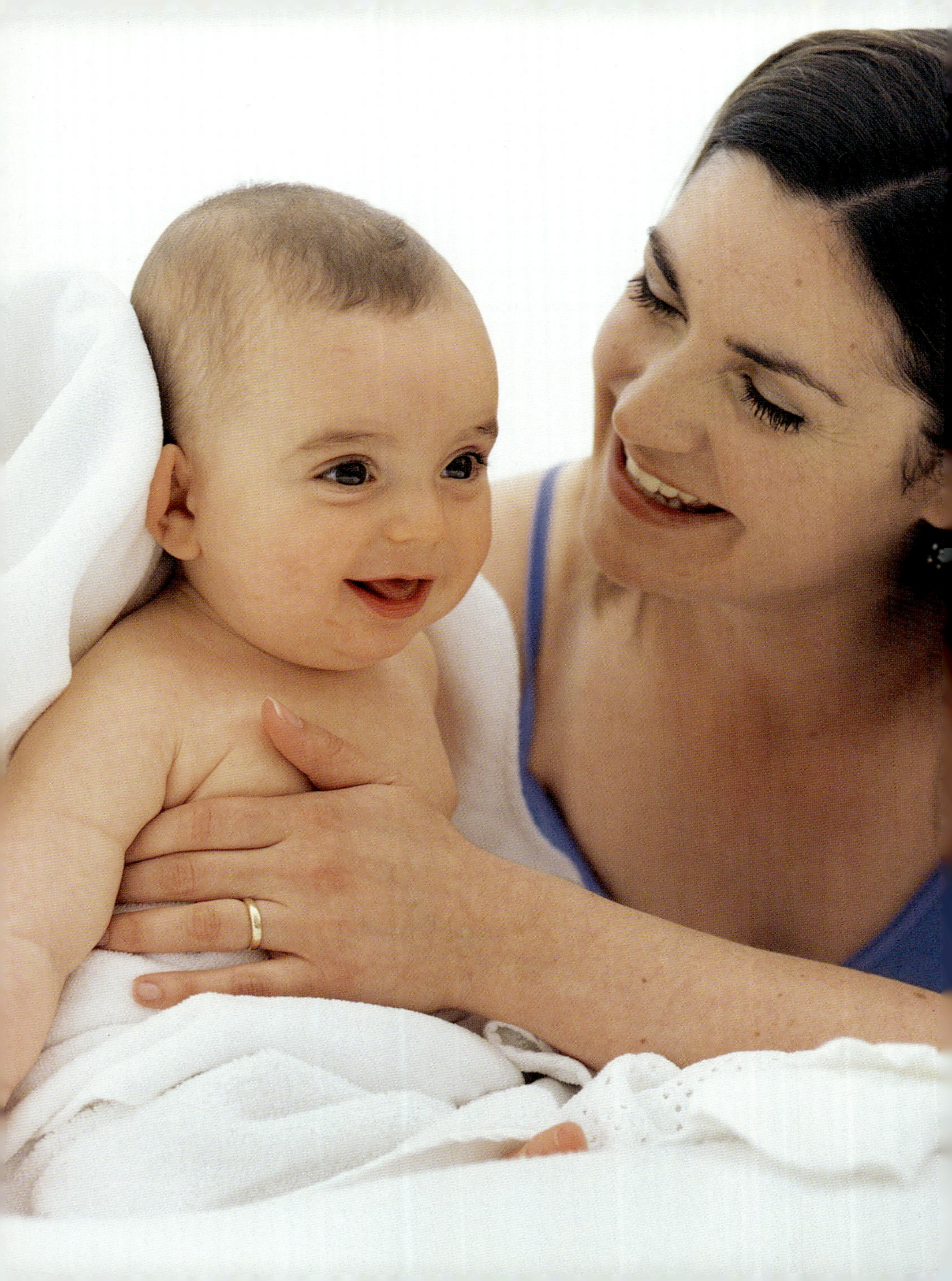

Le B.A.-BA des soins au bébé

Le bain

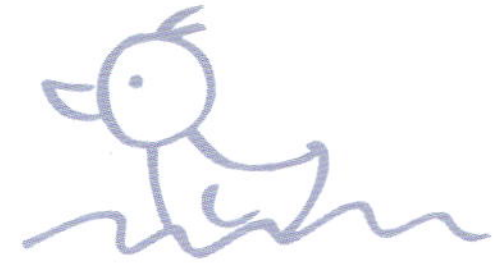

Disons-le clairement, donner son bain à un bébé récalcitrant, qui vous glisse entre les mains, peut être une véritable gageure. La meilleure solution est de faire tout de suite du bain un acte routinier parmi les autres. Votre bébé s'habituera rapidement et finira même par y prendre plaisir – tout comme vous. Voici quelques règles essentielles.

- **Lorsqu'il est petit**, servez-vous de l'évier ou du lavabo, préalablement nettoyés, ou d'une bassine pour bébé : cela sera plus confortable pour lui et ménagera en prime votre dos.
- **Les nouveau-nés n'ont pas besoin d'être baignés tous les jours :** une toilette (voir page 106) entre deux suffit.
- **Gardez votre calme si bébé se débat** : un bain réussi nécessite un certain tour de main qui s'acquiert.
- **Remplissez le lavabo ou la bassine avant d'y mettre votre bébé** : terminez en laissant couler un peu d'eau froide afin que le robinet ne soit pas brûlant au toucher et que, si une goutte tombe sur la peau, elle ne provoque pas de sensation de brûlure.
- **L'eau du bain ne doit pas dépasser 37 °C.**
- **Ne laissez jamais un bébé ou un enfant en bas âge sans surveillance dans son bain**, même une seconde.
- **Veillez à tout bien préparer avant de commencer** : sortez la cape de bain, le gant de toilette, une couche, des vêtements propres et le nécessaire de toilette ; placez-les un peu à distance pour qu'ils ne soient pas éclaboussés.
- **Plongez votre bébé dans l'eau les pieds en premier** tout en maintenant sa tête avec l'avant-bras, main posée sur l'épaule.
- **Versez doucement un peu d'eau du bain** sur votre bébé avec le creux de la main ou un gobelet en plastique afin de lui tenir chaud.

Se baigner ensemble

Il n'y a pas de raison pour que vous ne puissiez pas prendre votre bébé avec vous dans le bain ou sous la douche. La plupart des nouveau-nés adorent cela. Veillez seulement à ce que l'eau ne soit pas trop chaude et à ne pas utiliser de produits qui risqueraient d'irriter sa peau sensible. Le fait d'avoir une deuxième paire de mains pour vous le prendre, le sécher et l'habiller, peut rendre l'expérience plus agréable et concluante.

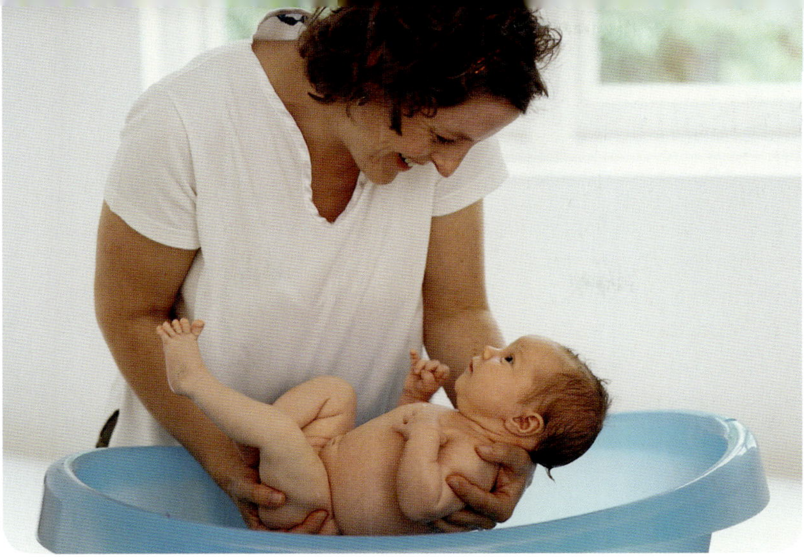

- Utilisez un gant de toilette en coton fin pour le cou et le visage, derrière les oreilles, les parties génitales et entre les doigts et les orteils.
- **Tournez-le doucement face à vous** et placez-le ventre contre votre bras fléchi pour lui laver le dos et les fesses.
- **Lavez-lui le crâne et ce qu'il a de cheveux** avec un gant mouillé.
- **Utilisez des disques de coton pour lui nettoyer le contour des yeux et le visage** : s'il y a des croûtes ou des choses qui collent, essayez de les enlever en tamponnant délicatement plutôt qu'en grattant.
- **Utilisez un disque de coton pour nettoyer le pourtour du cordon ombilical.**
- **Rincez votre bébé**, puis sortez-le du lavabo ou de la bassine en lui maintenant la tête d'un bras et les fesses de l'autre main ; tenez une cuisse fermement entre le pouce et l'index : les bébés mouillés glissent facilement.
- **Posez-le immédiatement sur sa cape de bain** et séchez-le sans frotter ; s'il a la peau sèche, vous pouvez utiliser une lotion ou une huile spécialement conçue pour les nouveau-nés, mais la plupart des bébés n'en ont pas besoin.
- **Mettez-lui sa couche au plus vite**, après avoir pris soin de sécher les plis au niveau des parties génitales et des bourrelets des jambes ; souvenez-vous que les bébés font souvent pipi juste avant qu'on ne ferme la couche…
- **Bercez bébé dans vos bras emmitouflé dans sa cape de bain** avant de l'habiller ; cela vous aidera à lui faire aimer le bain.
- **Habillez-le, enveloppez-le dans une couverture chaude** et appréciez son odeur de propre.

La toilette

La toilette est le meilleur moyen de garder bébé propre entre deux bains, avec cet avantage qu'elle est moins traumatisante pour les enfants qui n'apprécient guère ce moment. Les nouveau-nés ont l'habitude de beaucoup se salir pendant et après les repas, et de beaucoup salir leurs couches ; aussi est-il important de les laver tous les jours, en s'attardant sur les petits replis dans le cou et derrière les oreilles. Voici comment vous y prendre :

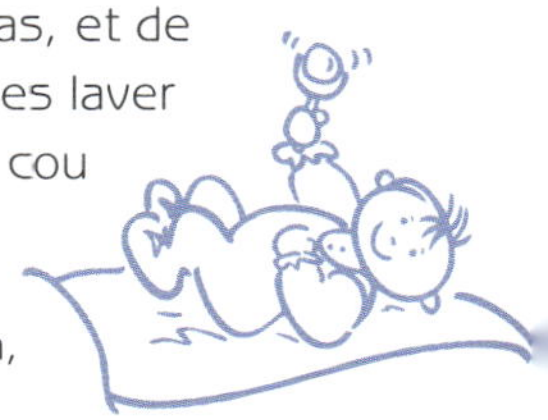

- ○ **Préparez le nécessaire** : gant de toilette, disques de coton, serviette chaude et sèche, couche propre et vêtements propres.
- ○ **Remplissez le lavabo ou une bassine avec de l'eau chaude.**
- ○ **Déshabillez bébé** et enveloppez-le dans la serviette, bras maintenus le long du corps.
- ○ **Tenez-le sur votre avant-bras**, tête dans la paume de votre main, au-dessus de l'eau et servez-vous du gant pour lui rincer le crâne et les cheveux ; un lavage complet des cheveux ne sera probablement pas nécessaire tous les jours.
- ○ **Humidifiez les disques de cotons et passez-les doucement sur son visage**, derrière ses oreilles et dans les replis de son cou ; utilisez une boule propre pour chaque œil.
- ○ **Posez-le sur une surface dure à côté de l'évier ou de la bassine**, défaites la serviette et, avec le gant, lavez-le délicatement sous les bras, sur le ventre, autour des parties génitales, descendez le long des jambes et terminez entre les orteils.
- ○ **Nettoyez délicatement le pourtour du cordon ombilical.**
- ○ **Retournez-le** tout en continuant à lui soutenir la tête et lavez-lui le dos, les fesses et l'arrière des jambes.
- ○ **Remettez-le sur le dos** et essuyez-le délicatement sans frotter.
- ○ **Après avoir séché les replis de la région génitale**, mettez-lui sa couche.
- ○ **Habillez-le et enveloppez-le bien** dans une couverture pour un câlin qui sent bon le propre.
- ○ ....

Changer la couche

Beaucoup de parents installent une table à langer dans la chambre du bébé, avec des couches, des lingettes, une bassine d'eau chaude, des disques de coton, une crème de change, des sacs à couches ou une poubelle à couvercle. Vous pouvez aussi choisir d'aménager un petit poste à un autre endroit de la maison où vous passez du temps à allaiter et jouer avec votre bébé. Mettez-y aussi quelques vêtements propres.

- **Veillez à toujours changer votre bébé sur une surface dure** et à ne jamais le lâcher, même une seconde.
- **Durant les premiers jours**, il est conseillé d'habiller votre bébé avec des vêtements faciles à défaire
- **La plupart des bébés n'aiment pas du tout être changés** : alors pensez faire des petits bruits avec la bouche, sourire et chanter d'une voix rassurante durant toute l'opération afin d'apaiser ses angoisses.
- **Suspendre un mobile ou des jouets** au-dessus de la zone de lange permet de faire diversion.
- **Les bébés préfèrent généralement être lavés à l'eau chaude** plutôt qu'avec des lingettes froides ; veillez à ce que l'eau soit prête avant d'installer bébé sur la table à langer.
- **Sinon, vous pouvez aussi poser quelques instants le paquet de lingettes fermé sur un radiateur** pour les réchauffer.
- **Retirez la couche sale et posez-la sur le côté.**
- **Avec de l'eau chaude et un gant de toilette ou un disque de coton**, nettoyez délicatement autour des parties génitales.
- **Appliquez la crème de change ou la crème protectrice** et mettez la couche propre.
- **Assurez-vous que le body et les vêtements sont propres et secs** avant de les remettre : les fuites sont fréquentes.
- **Mettez la couche sale à la poubelle** ou, si c'est une couche lavable, retirez la doublure et mettez-la à tremper dans de l'eau avec un peu de lessive.
- **Jetez l'eau usée** et mettez les vêtements sales ou mouillés dans le panier à linge.

Votre sac à langer

C'est une bonne idée que d'avoir son sac à langer constamment prêt, au cas où il faudrait partir inopinément. Préparer son bébé pour une sortie prend déjà suffisamment de temps pour ne pas avoir en plus à chercher les choses à mettre dans le sac. Essayez de prendre l'habitude de le remplir au fur et à mesure. Il n'y a pas deux sacs à langer identiques, mais pour vous aider, voici les principaux éléments qu'il doit contenir :

- ○ **3 à 5 couches propres** : si vous utilisez des couches lavables, assurez-vous d'avoir aussi des culottes en plastique et des doublures.
- ○ **2 sacs en plastique** pour les vêtements mouillés et les couches sales ou mouillées.
- ○ **Des lingettes.**
- ○ **Un gant de toilette**, pour le cas où il faudrait procéder à une toilette de fortune.
- ○ **Une crème de change ou une crème protectrice.**
- ○ **1 à 2 tenues de rechange.**
- ○ **1 à 2 petites boîtes de lait maternisé**, si vous allaitez au biberon.
- ○ **1 à 2 biberons stérilisés avec couvercle**, si vous allaitez au biberon.
- ○ **1 à 2 carrés de mousseline.**
- ○ **1 à 2 bavoirs.**
- ○ **1 à 2 tétines de rechange** : mettez-les dans un sac en plastique propre.
- ○ **Un pull chaud ou un manteau et un chapeau de rechange.**
- ○ **Un paquet de mouchoirs jetables.**
- ○ **Une couverture** pour tenir chaud ou pour poser bébé dessus.
- ○ **Des petits jouets pour s'amuser.**
- ○ **Un haut propre pour vous** : en cas de fuite de couche ou de fuite de lait.
- ○ **Des coussinets d'allaitement.**
- ○ **Une bouteille d'eau minérale et un encas.**
- ○ ....

Établir un rythme

S'occuper de son bébé selon des horaires préétablis ou à la demande est un éternel sujet de controverse. Prenez votre décision en fonction de votre propre style de vie et des besoins de votre bébé. Voici quelques points à prendre en considération :

- **Inutile d'espérer obtenir une régularité les premières semaines** : il faut se laisser le temps d'affermir le lien et d'apprendre à se connaître ; votre bébé deviendra ensuite plus régulier dans ses besoins.
- **Les bébés réagissent bien aux horaires fixes**, apprenant peu à peu quoi attendre à quel moment.
- **Le fait d'établir un rythme** peut aider le bébé à se repérer progressivement dans le temps.
- **Ne soyez pas trop rigide sur les horaires des siestes et du bain** : il y a des jours où les bébés sont agités et il se peut que vous-même ayez parfois des rendez-vous ou des activités à l'extérieur qui ne vous permettent pas de vous y tenir exactement.
- **Vous pouvez commencer par faire chaque jour une promenade à heure à peu près fixe** : faites ensuite de même avec les jeux, la lecture, le bain...
- **Donner le biberon à heures à peu près fixes** aide à savoir combien votre bébé consomme et permet de s'assurer qu'il a vraiment faim quand on lui donne ; par contre, il est important, surtout au début, de donner le sein à la demande pour assurer une bonne lactation.
- **Vous pouvez aussi très bien donner à manger à votre bébé quand il le réclame** tout en essayant d'établir une routine par ailleurs : s'il a faim, profitez par exemple d'une pause-café dans le courant de la matinée ou donnez-lui juste avant l'heure de sa sieste.
- **Cela ne signifie pas que vous ne pouvez pas lui donner à d'autres moments** ; donnez quand cela vous arrange le mieux et il finira par s'habituer à réclamer plutôt à ces heures-là.
- **Mettre votre bébé au lit pour la sieste ou la nuit à heures fixes**, avec, au préalable, un petit rituel qu'il associera au sommeil, peut s'avérer utile dans le cas d'un mauvais dormeur.
- **Pour faciliter l'endormissement**, vous pouvez commencer par le bain, puis la lecture d'une histoire et le biberon ou le sein ; lorsque vous avez fini, mettez votre bébé dans son lit, souhaitez-lui bonne nuit et quittez la chambre ; à force de répéter ce rituel tous les soirs, il finira par y voir quelque chose qui va de soi.

Vacances et voyages

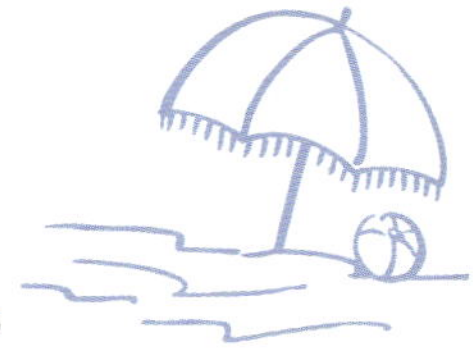

L'un des grands avantages avec les nouveau-nés, c'est qu'ils sont très faciles à transporter, et beaucoup de jeunes parents profitent de leur congé maternité ou paternité pour prendre un peu le large. Avant de faire les bagages, commencez par dresser une liste de tout ce dont vous allez avoir besoin, sans oublier les éléments suivants :

- **Votre sac à langer habituel**, avec un tapis à langer de voyage et une poche intérieure pour votre portefeuille et vos billets de manière à n'avoir qu'un seul sac à porter.
- **Un lit parapluie** avec la literie habituelle de votre bébé.
- **La couverture habituelle de votre bébé pour le couvrir ou l'emmailloter** : elle le rassurera s'il se trouve dans un lit auquel il n'est pas habitué.
- **Une veilleuse** pour les repas ou les séances de lange nocturnes ; un adaptateur si le voltage et les prises ne sont pas les mêmes qu'à la maison.
- **Un porte-bébé** pour vous déplacer facilement avec bébé lorsque vous sortez.
- **Une poussette légère et pliante**, qui s'incline pour un meilleur confort et pour ménager le dos ; n'oubliez pas la bâche.
- **Un siège-auto** pour le train, le bus, l'avion, la voiture et le taxi.
- **Des couches** : prévoyez-en une pour chaque heure passée en transit plus quelques-unes pour les cas d'urgence ou de retard ; vous pourrez normalement en acheter d'autres sur place pour le restant du séjour, mais, pour plus de sûreté, prenez-en quand même assez pour deux jours.

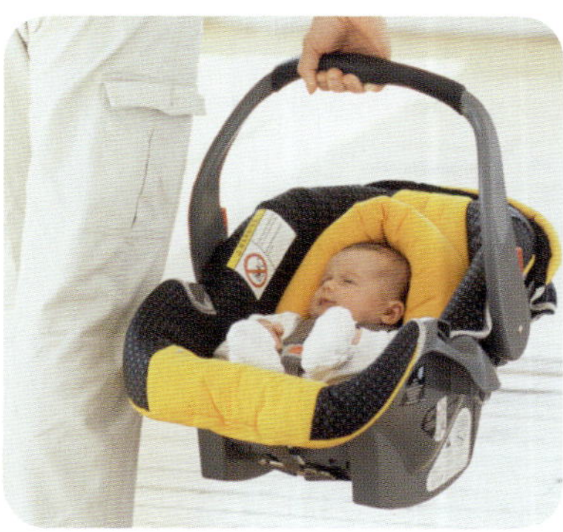

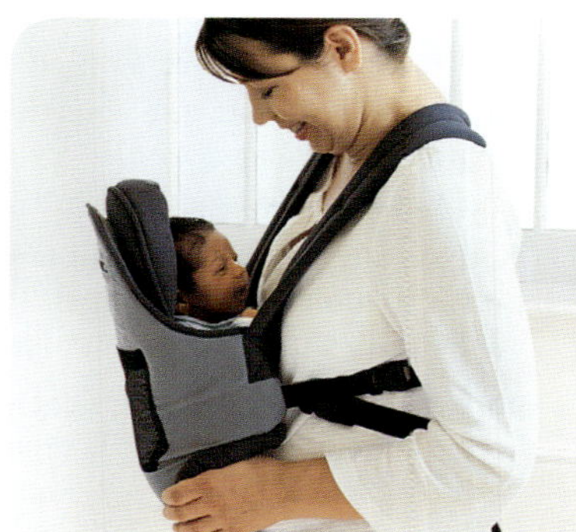

- **Lingettes, crème de change ou crème protectrice**, et tout autre produit de toilette que vous utilisez ordinairement.
- **3 à 4 tétines de rechange.**
- **Vêtements** : une ou deux tenues par jour ; plusieurs épaisseurs de vêtements en coton sont l'idéal pour voyager : chaussettes, cardigans ou vestes peuvent s'avérer utiles, selon la température sur votre lieu de destination.
- **Des bavoirs lavables ou jetables.**
- **Des sacs en plastique pour les couches, vêtements et bavoirs sales.**
- **Une petite bouteille remplie avec la lessive** que vous utilisez habituellement pour le linge de votre bébé.
- **Une crème solaire et un bob.**
- **2 à 3 capes de bain**, pour le bain et pour s'amuser dehors s'il fait beau.
- **Si vous allaitez au biberon**, pensez à prendre un stock de lait maternisé, car les bébés réagissent souvent mal aux changements de marque ; n'oubliez pas les biberons, les rince-bouteilles et le matériel de stérilisation.
- **Si vous allaitez au sein**, vous aurez peut-être besoin de votre tire-lait et de quelques biberons stérilisés.
- **Prenez un haut** de rechange pour vous dans votre bagage à main, en cas de fuite de couche ou de fuite de lait.
- **N'oubliez pas les antalgiques et les médicaments de votre bébé.**
- **Un ou deux petits jouets** pour distraire votre bébé pendant le voyage.
- **Une copie de votre liste** pour vérifier que vous n'oubliez rien en repartant.
- ....
- ....

Arrimage

Il peut être utile de prendre aussi des sangles élastiques pour arrimer des choses supplémentaires à votre valise à roulettes ou à la poussette lors des excursions.

Quand votre bébé est malade

Même les petits maux de rien du tout (voir pages 116-119) peuvent paraître alarmants aux jeunes parents. Savoir à quoi être attentif permet d'avoir davantage confiance en soi et aide à garder son calme quand les symptômes apparaissent.

Principaux symptômes justifiant une attention particulière :

- **Fièvre.**
- **Sommeil prolongé.**
- **Pleurs faibles ou excessifs.**
- **Pas de sourires dans les situations qui les déclenchent habituellement.**
- **Irritabilité.**
- **Manque d'intérêt pour la nourriture aux heures habituelles.**

Soyez préparée :

- **Assurez-vous de toujours avoir sur vous le numéro des secours**, surtout lorsque vous êtes en voyage, car on peut en avoir besoin à n'importe quel moment.
- **Mettez le numéro de votre médecin bien en évidence à côté du téléphone** et enregistrez-le dans le répertoire de votre portable.

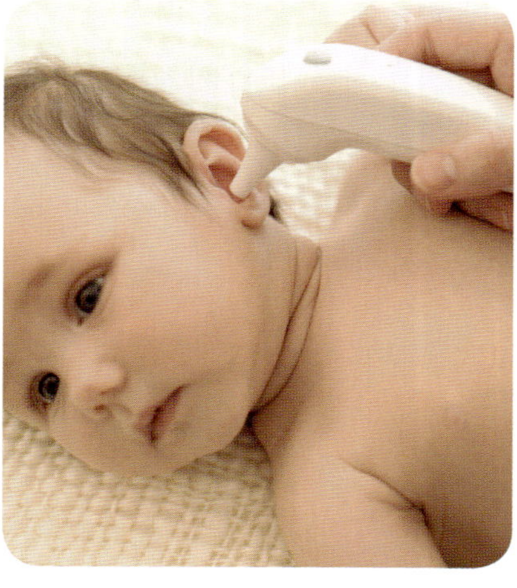

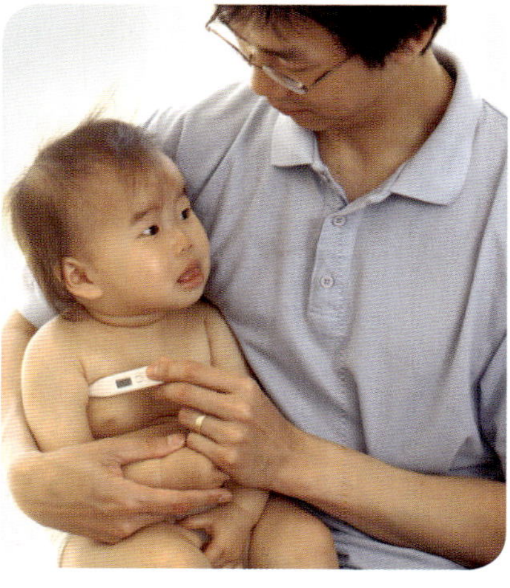

Prenez la température de votre bébé :

- **Il faut savoir que la température du corps fluctue** tout au long de la journée ; en règle générale, 38,5 °C est considéré comme une température élevée chez un bébé.
- **Tout bébé de moins de 6 mois** présentant de la fièvre doit être examiné par un médecin ; si votre bébé est plus âgé, ce sera à vous d'aviser.
- **Achetez un thermomètre numérique**, rapide, précis et peu cher.
- **Les thermomètres rectaux** sont les plus précis chez les bébés et indiquent rapidement la température.
- **Les thermomètres axillaires** sont confortables et précis, mais peuvent mettre dix minutes à indiquer la température.
- **Les thermomètres buccaux** sont fiables, mais comme ils peuvent mettre jusqu'à deux minutes pour afficher la température, les bébés ont tendance à s'énerver.
- **Les thermomètres temporaux** non invasifs se placent sur le front du bébé et permettent de prendre sa température pendant qu'il dort.

Surveillez les signes de déshydratation :

- **Les vomissements et la diarrhée sont des causes fréquentes de déshydratation** – soyez attentifs aux signes suivants : apathie ; yeux cernés ; yeux, bouche et lèvre secs ; lividité ; moins de changements de couche ; urine plus sombre ; fontanelle déprimée.
- **Les bébés nourris au sein** devront être allaités plus souvent et recevoir si possible une solution de réhydratation par voie orale.
- **Les bébés nourris au biberon** devront recevoir entre deux tétées une solution de réhydratation par voie orale mélangée à un peu de lait maternisé, et cela s'il le faut pendant encore quelques jours.

Et n'oubliez pas...

- **Pour tenir chaud à un bébé, mais sans excès**, plusieurs couches de vêtements en coton sont une bonne solution.
- **Surveillez-le étroitement** : l'état de santé d'un bébé peut se détériorer rapidement.
- **En cas de doute, appelez votre médecin** (voir page 114).

Quand consulter un médecin

Quel que soit l'âge de votre bébé ou votre niveau d'expérience, il est important de savoir à partir de quel moment voir le médecin ou – le cas échéant – appeler les secours.

Appelez impérativement votre médecin si votre bébé :

- **A la nuque raide.**
- **Vomit sans interruptions.**
- **A des vomissements ou des diarrhées** pendant plus de 6 heures, pour un nouveau-né, ou plus de 24 heures, pour un enfant de plus de 3 mois.
- **Présente une éruption cutanée**, particulièrement si celle-ci est d'apparition soudaine.
- **A moins de 6 mois et a de la fièvre** ; chez un enfant de 6 mois ou plus, c'est à vous d'apprécier la situation en fonction d'autres signes, comme l'apathie ou le manque d'appétit.
- **A une température supérieure à 39 °C.**
- **A le nombril ou la verge douloureux ou anormalement sensible, rouge ou irrité.**
- **Souffre de déshydratation.**
- **Ne fait plus caca.**
- **A un rhume qui contrarie sa prise de nourriture** ou qui s'accompagne d'un écoulement jaune ou vert.
- **A une toux persistante et douloureuse**, et surtout si la toux s'accompagne d'expectoration de mucus.
- **Tire sur ses oreilles** et pleure quand il mange.
- **A un écoulement de l'œil.**

Appelez les secours si votre bébé :

- **Est mou, léthargique et sans réactions.**
- **Ne se réveille pas.**
- **A du mal à respirer.**
- **A des convulsions.**

La sécurité à la maison

Avant même que vous ayez eu le temps de réaliser, votre bébé se retournera, roulera sur lui-même et marchera à quatre pattes. Même sans savoir marcher, un nourrisson peut se blesser si la maison n'est pas sécurisée. Pour éviter les accidents, faites rapidement le nécessaire – avant la naissance si possible.

- ○ **Assurez-vous que le matelas de votre bébé est bien adapté à son lit**, et que lit et matelas sont conformes aux normes de sécurité en vigueur.
- ○ **Assurez-vous que vis et écrous sont bien serrés**, qu'il n'y a pas de danger d'effondrement du lit et que bébé ne risque pas de s'écorcher s'il les frôle en se retournant.
- ○ **Assurez-vous qu'aucun fil électrique ou cordelette ne pend** à proximité du lit de bébé, de la table à langer, de l'ère de jeu ou du transat.
- ○ **Évitez oreillers, literies épaisses et objets électriques** dans le lit de bébé.
- ○ **Les lampes et appareils fonctionnant à l'électricité** doivent être placés à plus de 1 mètre du lit de bébé.
- ○ **Retirez le mobile** qui est au-dessus du berceau à partir du moment où votre bébé peut tendre le bras et le toucher.
- ○ **Étudiez la possibilité d'installer une ceinture de sécurité sur la table à langer.**
- ○ **Mettez un tapis** en dessous afin d'amortir une éventuelle chute.
- ○ **Placez les pièces de monnaies, objets tranchants ou autres éléments pouvant représenter un risque** (étouffement, strangulation ou blessure) hors de portée de votre bébé.
- ○ **Placez médicaments, produits d'entretien, alcool, lessive et nécessaire de toilette** dans un placard fermé, hors de portée de votre bébé.
- ○ **Placez les plantes vertes hors de portée.**
- ○ **Couvrez les prises électriques** avec des capuchons en plastique .
- ○ **Installez des barrières de sécurité** au haut et au bas des escaliers.
- ○ **Installez un pare-feu** si vous utilisez régulièrement une cheminée.
- ○ **Garnissez de protections en plastique** les coins des tables basses ou autres meubles situés à hauteur de bébé.
- ○ **Fixez étagères à livres et commodes au mur** : les bébés se découvrent souvent rapidement des talents de grimpeurs.

Soigner les petits maux courants

Presque tous les nouveau-nés et nourrissons souffrent à un moment ou un autre d'un ou plusieurs petits maux courants. Cela contribue à renforcer leur système immunitaire et à le rendre plus efficace par la suite. Néanmoins, il peut être alarmant de voir un tout-petit malade. Aussi, avoir les outils pour réduire son inconfort et le mettre sur la voie de la guérison peut rendre les choses beaucoup plus faciles.

Faire baisser la fièvre

Il faut savoir que l'élévation de la température est signe que le système immunitaire de l'enfant fonctionne normalement. En augmentant, la température du corps rend l'organisme inhospitalier aux microbes et aux virus.

- **Veillez à ce que bébé boive beaucoup** (voir page 113) : en cas de fièvre, les tout-petits se retrouvent facilement en état de déshydratation.
- **Si votre bébé a plus de 2 mois**, vous pouvez lui administrer du paracétamol pour enfant ; s'il a moins de 2 mois, demandez à votre médecin si cela convient ; une seringue médicale facilite l'administration.
- **Administrez-lui le remède homéopathique** Belladonna **30 CH** pour faire baisser la fièvre : vous pouvez le réduire en poudre et verser celle-ci sur la langue de bébé.
- **Tenez-lui chaud, mais sans trop le couvrir** : l'idéal est de prévoir plusieurs épaisseurs de vêtements en coton et de petites couvertures.
- **Prenez régulièrement sa température avec un thermomètre** (voir page 113) ; avec un peu d'expérience, on peut déceler une fièvre au toucher, mais la méthode n'est pas suffisamment précise.

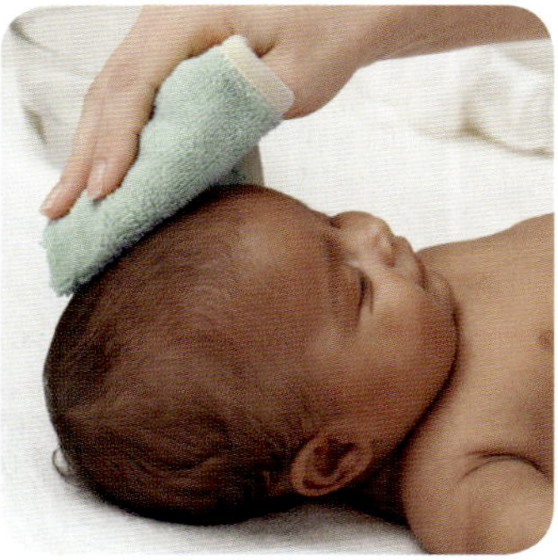

Pour le rafraîchir

Lui passer un peu d'eau tiède sur le visage et le corps fera baisser la température. Laissez l'eau s'évaporer au contact de la peau, puis rhabillez votre bébé avec des vêtements légers. S'il est toujours chaud au toucher, appliquez-lui une compresse tiède sur le front, à renouveler.

Croup

Le croup se manifeste par une toux aboyante ou sifflante, due à l'inflammation des cordes vocales : sous l'effet du gonflement du larynx, l'air se bloque, rendant dans certains cas la respiration difficile, et causant souvent une certaine panique pour le bébé et ses parents. Le croup peut avoir pour cause une infection virale ou bactérienne, ou bien un simple refroidissement.

- **Surélevez la tête du lit** en plaçant une serviette ou un oreiller sous le matelas ; cela devrait faciliter la respiration.
- **Essayez les inhalations de vapeur** (en faisant par exemple de la buée dans la salle de bain), car cela favorise l'ouverture des voies respiratoires.
- **L'ibuprofène** en suspension buvable pour enfants peut diminuer l'inflammation.
- **Le remède homéopathique *Spongia* 30 CH** est extraordinairement efficace et peut être administré toutes les 20 minutes durant les crises ; c'est aussi le cas d'*Aconitum* 30 CH : réduisez les granules en poudre, que vous verserez sur la langue de bébé.
- **Frictionnez votre bébé derrière les oreilles avec *Rescue Remedy* ou *Emergency Essence*** (Fleurs de Bach) pour le calmer.
- **Le médecin prescrira peut-être** des antibiotiques en cas d'infection bactérienne.

Diarrhées et vomissements

Ils peuvent survenir seuls ou en même temps. Les causes possibles sont innombrables : reflux gastro-œsophagien, otites, toux, refroidissements (du fait des mucosités), fièvre, gastro-entérite ou même suralimentation...

- **Continuez à donner normalement à manger** : les bébés nourris au biberon doivent recevoir, dans un biberon stérilisé, beaucoup d'eau froide préalablement bouillie ; vous pouvez aussi essayer un lait maternisé à teneur réduite en lactose, plus digeste.
- **Le remède homéopathique *Arsenicum* 30 CH** est indiqué lorsque les vomissements s'accompagnent de diarrhées ; réduisez un granule en poudre et versez celle-ci sur la langue de votre bébé.
- **Massez votre bébé avec un peu d'huile essentielle de camomille romaine diluée dans une huile végétale** pour réduire les crampes.
- **Stérilisez soigneusement** tout ce avec quoi votre bébé sera amené à être en contact.
- **Le médecin recommandera peut-être l'administration d'une solution de réhydratation par voie orale** (voir page 113).

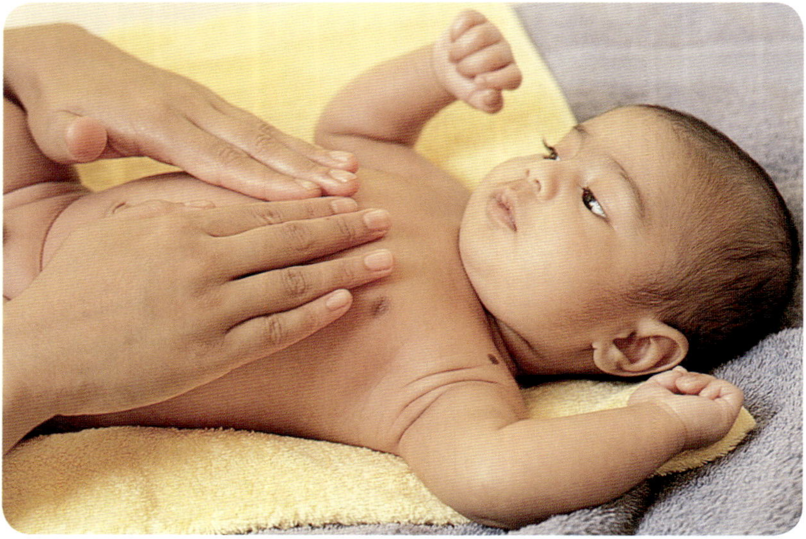

Colique

Elle se caractérise par des pleurs frénétiques apparemment impossibles à calmer et survenant généralement à heures fixes, le jour ou la nuit : le bébé ramène ses jambes sur le ventre et donne des signes de douleurs sévères.

- **Si vous allaitez au sein**, votre bébé peut être irrité par quelque chose que vous avez mangé ; les oignons, le chou-fleur et le brocoli, notamment, peuvent provoquer des gaz.
- **Notez les symptômes qui apparaissent après les repas** et discutez-en avec votre médecin : les bébés peuvent être intolérants à certains aliments passant dans le lait maternel, comme le lait de vache ou les œufs.
- **Le médecin ou le pharmacien pourra vous proposer une solution antispasmodique** pour réduire l'inconfort.
- **Le remède homéopathique *Chamomilla* 30 CH** est d'un grand secours, surtout lorsque bébé ne veut pas aller se coucher.
- **Ajoutez une goutte d'HE de lavande ou de camomille romaine diluée dans du savon à l'eau du bain** afin de soulager les symptômes.
- **Utilisez les mêmes huiles diluées dans une huile végétale pour un massage doux de la région abdominale,** à effectuer avant le repas du soir.
- **D'après certaines mamans, il y a des aliments à éviter**, notamment les plats épicés, les agrumes, les légumes fermentescibles (haricots secs, choux, oignons, etc.) et le sucre.

Toux et refroidissements

- **Un nez bouché ou qui coule et la toux** peuvent rendre les repas compliqués ; pour faciliter les choses, maintenez bébé un peu redressé pendant qu'il tète.
- **Le remède homéopathique *Pulsatilla* 30 CH** est particulièrement indiqué si votre bébé produit une morve jaune ou verte.
- **Utilisez un vaporisateur dans la chambre de bébé**, avec quelques gouttes d'HE d'eucalyptus diluée pour soulager la congestion ; sinon, quelques gouttes dans un bol d'eau posé sur le radiateur feront aussi l'affaire.
- **Frictionnez votre bébé derrière les oreilles avec *Rescue Remedy* ou *Emergency Essence*** (Fleurs de Bach) : en le calmant, cela aura pour effet de l'aider à respirer.
- **Donnez plusieurs petits repas par jour** afin qu'il mange suffisamment sans que cela ne le stresse.
- **Le paracétamol pour enfants** réduit l'inconfort et fait baisser la température.

Croûtes de lait

Les croûtes de lait se caractérisent par la formation sur le crâne d'une épaisse couche de peau encroûté ; des squames jaunes apparaissent par plaques : dans les cas sévères, les croûtes de lait peuvent durer pendant trois ans.

- **Massez le cuir chevelu avec de la pommade au Calendula** pour calmer les démangeaisons et favoriser la guérison.
- **Avant le coucher, frictionnez le cuir chevelu avec une goutte d'huile essentielle de lavande ou de citron** diluée dans une huile végétale ; rincez délicatement au réveil.
- **Vous pouvez aussi masser le cuir chevelu chaque soir avec de l'huile d'olive** pour nourrir et apaiser, et faire un shampoing très doux le lendemain matin ; l'excès de lavage, par contre, ne peut qu'aggraver les choses.
- **N'essayez pas d'arracher les croûtes** tant qu'elles ne se détachent pas d'elles-mêmes, car cela risque de provoquer des saignements et une infection ; brossez délicatement le crâne pour faire tomber les croûtes détachées.
- **Le médecin prescrira** une pommade douce à base d'antibiotiques et de corticoïdes si la peau est enflammée et présente des signes d'infection.

Calmer l'érythème fessier

L'érythème fessier du nourrisson est dû au contact de la peau avec l'urine ou les excréments, qui, en entraînant une moindre production de sébum, substance protectrice, favorise l'irritation. Presque tous les bébés en souffrent à un moment ou un autre, et cela peut être très inconfortable. Voici quelques conseils pour limiter les dégâts.

- ○ **Changez bébé plus souvent** et laissez-le un peu les fesses à l'air.
- ○ **Si vous utilisez des couches lavables**, voyez si vous ne pouvez pas passer momentanément aux couches jetables, car celles-ci isolent mieux la peau de l'urine.
- ○ **Si vous tenez à continuer avec les couches lavables**, faites deux rinçages pour être sûr que toute la lessive a bien été éliminée.
- ○ **Envisagez la possibilité de remplacer les lingettes** par de l'eau et du coton hydrophile, comme au bon vieux temps, tant que la peau de bébé est irritée : les lingettes sont connues pour aggraver l'érythème.
- ○ **Évitez d'utiliser du savon ou tout autre détergent** sur la zone de l'érythème : rincez soigneusement avec de l'eau propre à chaque changement de couche.
- ○ **Les crèmes à base d'oxyde de zinc** offrent une excellente protection et peuvent aussi favoriser la guérison.
- ○ **Passez un peu de crème au Calendula** (souci des jardins) sur la zone de l'érythème préalablement nettoyée, afin d'apaiser et de réduire l'inflammation.
- ○ **Assurez-vous que votre bébé boit suffisamment**, car une bonne hydratation réduit l'acidité de l'urine.
- ○ **Un érythème fessier qui, après une semaine, n'a toujours pas passé** doit être montré au médecin. Il se peut que celui-ci prescrive une pommade ou une crème à base de corticoïdes faiblement dosée.
- ○ **Si l'érythème fessier se couvre de plaques blanches**, il se peut que ce soit un érythème à *Candida* ; dans ce cas une pommade antifongique sera prescrite.
- ○ ____________
- ○ ____________

Calmer les pleurs

Une fois votre bébé plus réglé – généralement entre 6 semaines et 3 mois – ses pleurs se diversifieront et vous pourrez bientôt reconnaître ses besoins en fonction du bruit qu'il fait. Vous saurez ainsi s'il a faim ou mal au ventre, s'il est irrité par son érythème ou se sent juste seul et veut être pris dans les bras.

- **La plupart des bébés se calment lorsqu'on les prend dans les bras et qu'on les berce**, mais – et cela est frustrant – ce qui marche un jour ne marche pas forcément le lendemain.
- **Les bébés aiment généralement qu'on leur mette la tête contre sa poitrine** pour entendre les battements du cœur.
- **Les sons rythmiques**, comme de la musique pas trop forte ou même le bruit de l'aspirateur, ont pour effet de calmer les bébés.
- **Si votre bébé s'endort plus facilement lorsqu'il est bercé**, mettez-le dans le landau ou la poussette et installez-vous dans une position qui vous permette d'y imprimer avec la main ou le pied un léger mouvement.
- **Beaucoup de bébés aiment se sentir bien enveloppés** ; si c'est le cas, n'hésitez pas à l'emmailloter avant de le coucher. Certains préfèrent au contraire ne pas se sentir contraints par des couvertures trop serrées ; pour ceux-là, une couverture légère suffit.
- **Certains bébés ont besoin de téter pour s'endormir ou se calmer**, raison pour laquelle ils mangent sans arrêt quand quelque chose les tracasse : s'il n'a pas faim, donnez-lui une tétine.
- **Vous pouvez aussi le calmer en lui faisant un petit massage** avec une huile essentielle apaisante diluée dans une huile végétale.
- **Essayez de vous détendre** : les bébés ont des antennes et répondent à l'anxiété par l'anxiété.
- **Vous constaterez qu'en établissant une routine rassurante** (voir page 109), vous aurez un bébé plus calme durant la journée et moins difficile à coucher.
- **Si les pleurs commencent après le repas**, après être passé du lait maternel au lait maternisé ou après un changement de lait maternisé, parlez-en à une puéricultrice ou à votre sage-femme : il se peut que le lait que vous donnez à bébé ne lui convienne pas.
- **Le remède homéopathique *Chamomilla* 30 CH** fait du bien aux bébés inconsolables.

Stimuler votre bébé

Très vite après sa naissance, votre bébé réagira aux stimulations et prendra plaisir à interagir avec vous. Toutes les recherches ont montré que le fait de jouer avec lui, de lui chanter des chansons et de lui parler favorise le développement cognitif de l'enfant et jette les bases de ses capacités d'intégration sociale naissantes.

- **Arrangez-vous pour que votre bébé soit en contact avec** beaucoup de personnes différentes, de sons, de scènes visuelles et autres stimuli : ce qu'un tout-petit voit, touche, entend ou sent entraîne la formation de connexions cérébrales, surtout lorsque ces expériences sont amenées en douceur et avec amour.
- **Communiquez constamment** avec votre bébé et initiez-le précocement à la langue parlée : il sera à la fois rassuré et stimulé par le son de votre voix.
- **Faites-lui régulièrement visiter** les différentes pièces de la maison et les environs ; montrez-lui les fleurs et les papillons, les voitures qui défilent : tout sera nouveau pour lui et il sera fasciné par cette débauche de lumière, de couleurs, de mouvements et de bruits.
- **Passez des morceaux de musique** que votre bébé semble apprécier et laissez-vous guider par ses réactions pour savoir ce qu'il aime et ce qu'il n'aime pas.
- **Massez-le** ; les vertus du toucher sont bien connues, et cela aura également pour effet de le stimuler aussi bien émotionnellement que physiquement.
- **Mettez sa main sous le robinet d'eau tiède** et laissez ses doigts jouer avec l'eau.

Aider son bébé à franchir des étapes

Mémorisez les étapes du développement normal d'un enfant durant sa première année et programmez des jeux et des activités en fonction, afin de l'aider à les franchir en temps et en heure. Cela vous permettra aussi de vous assurer qu'il relève régulièrement et avec succès le défi excitant de faire des choses nouvelles.

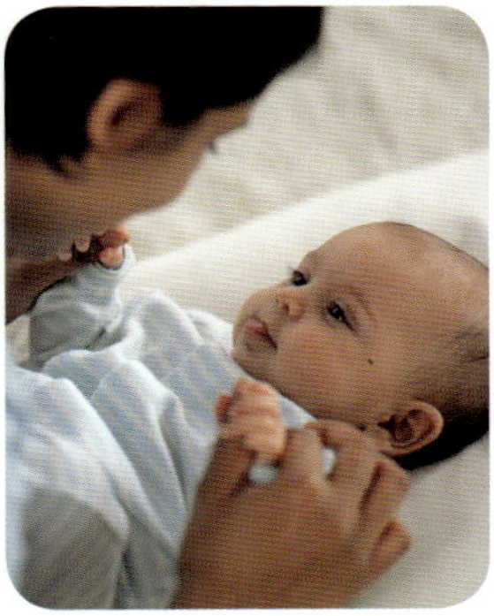
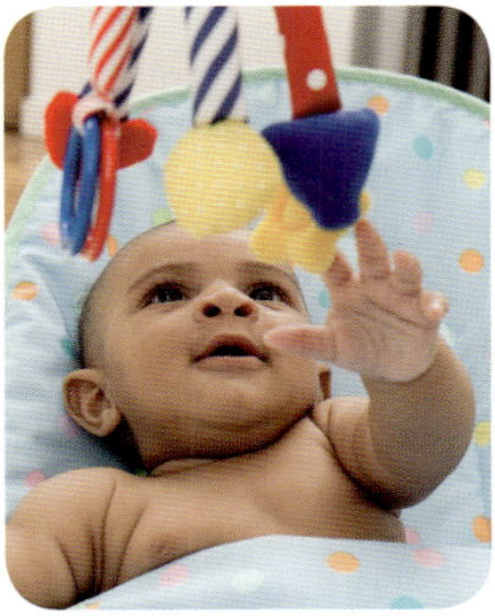
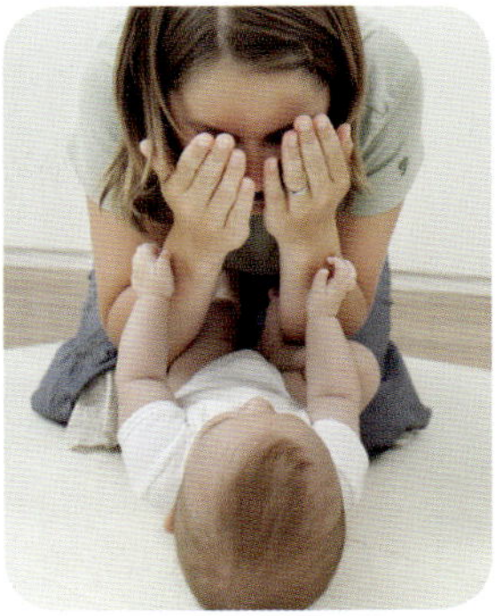

- **Chantez-lui des chansons pour enfant et lisez-lui des comptines** : cela permet souvent une appréhension et une compréhension précoces de la langue parlée.
- **Dès qu'il peut garder sa tête droite** sans qu'il faille la lui maintenir, aidez-le à se tenir debout sur vos genoux et faites-le un peu sauter : cela fera travailler sa motricité globale.
- **Jouez à faire coucou avec les mains** ou cachez brièvement votre visage derrière une serviette ou un carré de mousseline.
- **Dorlotez votre bébé et tenez-le dans vos bras** : des études ont montré que plus on y passe de temps, plus l'enfant se sent par la suite en confiance et se montre indépendant.
- **Choisissez des jouets tactiles** afin de l'habituer à la diversité des expériences physiques.
- **Agitez un trousseau de clés, secouez une boîte de riz, faites toc-toc sur la table** et habituez-le à entendre le plus de sons possible ; bientôt il tournera la tête pour voir ce qui se passe.
- **Souvenez-vous que jouer est fondamental** pour le développement social, émotionnel et physique d'un enfant.
- **Si votre bébé se met à pleurer alors que vous êtes en train de jouer**, choisissez une activité plus calme, comme la lecture d'un livre illustré, chanter une petite chanson ou simplement donner à manger : certains bébés répondent souvent de manière excessive aux stimuli.
- **Faites aller et venir un jouet mou ou une balle au bout d'une ficelle** à proximité de votre bébé pour l'inciter à taper dedans.

Favoriser le lien

Le lien est l'attachement intense qui se crée entre les parents et leur enfant. Les bébés qui font l'expérience de cet attachement développent un sentiment de sécurité et d'estime de soi.

Lien avec la mère

- **C'est par le toucher qu'un bébé commence à communiquer** avec le monde extérieur : aussi soyez le plus tactile possible ; les nourrissons réagissent tout particulièrement à l'odeur de leur mère et au contact avec elle.
- **Le fait de donner le sein** crée les conditions idéales pour établir le lien mère-enfant, avec sa joue posée contre votre peau.
- **Si vous allaitez au biberon**, tenez votre bébé serré contre vous et faites-lui sentir qu'il est en sécurité entre vos bras ; le contact peau à peau est également recommandé.
- **Le regarder dans les yeux** permet une communication chargée de sens.
- **Souriez à votre bébé** et n'hésitez pas à exagérer les expressions de votre visage ; même tout petit, il va essayer de les reproduire.
- **Familiarisé avec votre voix depuis la vie intra-utérine**, votre bébé se sent rassuré et proche de vous à chaque fois qu'il l'entend.

Lien avec les frères et sœurs

- **Ne vous affolez pas si les débuts ne sont pas prometteurs** : le lien entre enfants d'une même fratrie est naturellement intense. Votre petit dernier sera prêt à se lier avec n'importe qui du moment qu'on l'aime ; quant aux aînés, peut-être pas aussi emballés au départ, ils changeront vite d'attitude.
- **Préparez vos enfants à l'arrivée de votre bébé** en leur expliquant que ce dernier requerra beaucoup d'attention et que ce ne sera probablement pas un plaisir pendant les premiers mois.
- **Demandez-leur de choisir un cadeau** pour le nouveau venu et choisissez pour eux, de sa part, un cadeau dont vous êtes sûre qu'il leur fera plaisir.
- **Veillez à ce que vos enfants se sentent aimés** et partie prenante dans l'expérience que représente l'arrivée d'un frère ou d'une sœur.
- **Impliquez-les dans les soins courants au nouveau-né.**
- **Autorisez-les à prendre leur bain ensemble** et à passer du temps nus : ils apprécieront cette intimité partagée.
- **Prenez votre bébé et vos autres enfants ensemble dans vos bras** de manière à ce qu'ils se sentent faire partie d'un grand tout.

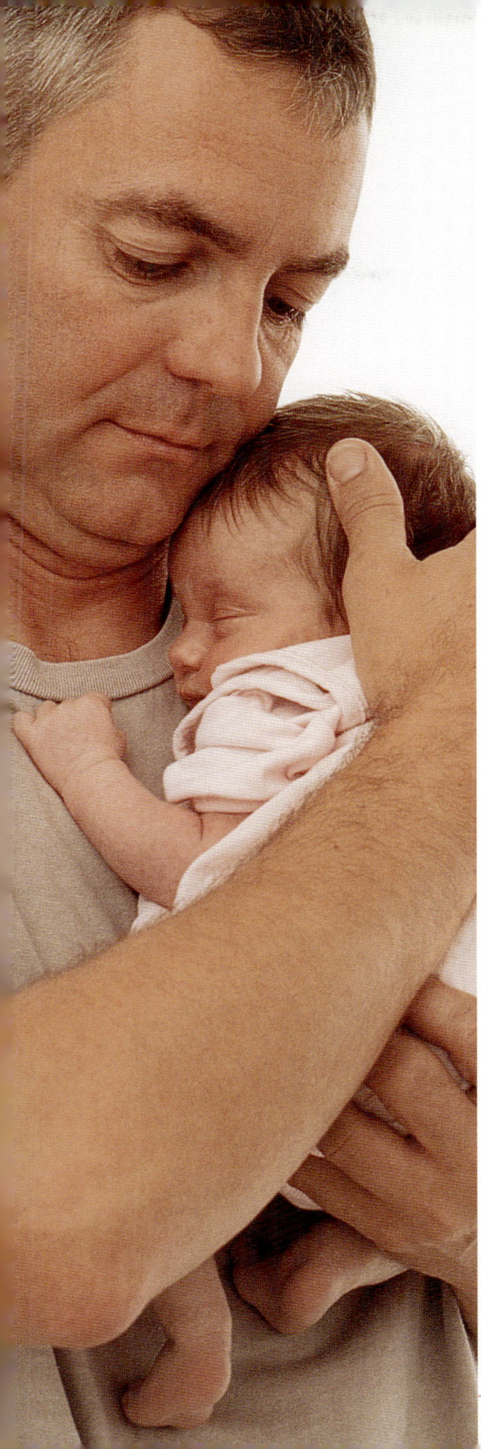

Lien avec le père

- **Soyez patients. Le lien se crée habituellement selon un calendrier différent**, principalement du fait que le père n'a pas avec le nouveau-né un contact aussi précoce que la mère et aussi parce que le bébé n'a pas passé constamment les neufs mois qui ont précédé sa naissance dans le même espace que son père.
- **Il peut être bon que le papa établisse son propre rythme vis-à-vis du bébé**, un rythme qui ne se recoupe pas avec celui de la maman, mais tout aussi emprunt d'amour et d'attention.
- **Le contact peau à peau peut s'avérer très efficace.**
- **Le papa peut lire des histoires** ou chanter des chansons et donner le bain ; le fait d'imiter les gazouillis ou autres vocalisations de bébé peut permettre d'approfondir leur rapport.
- **Le porte-bébé ventral** est un bon moyen pour établir le lien entre un papa et son bébé, car cela permet à ce dernier d'apprécier les différentes textures du visage de son père.
- **Si vous allaitez au biberon, laissez le papa donner un repas par jour à heure à peu près fixe** ; si vous donnez le sein, songez à la possibilité de tirer votre lait de façon à ce que le papa puisse donner le repas du soir.

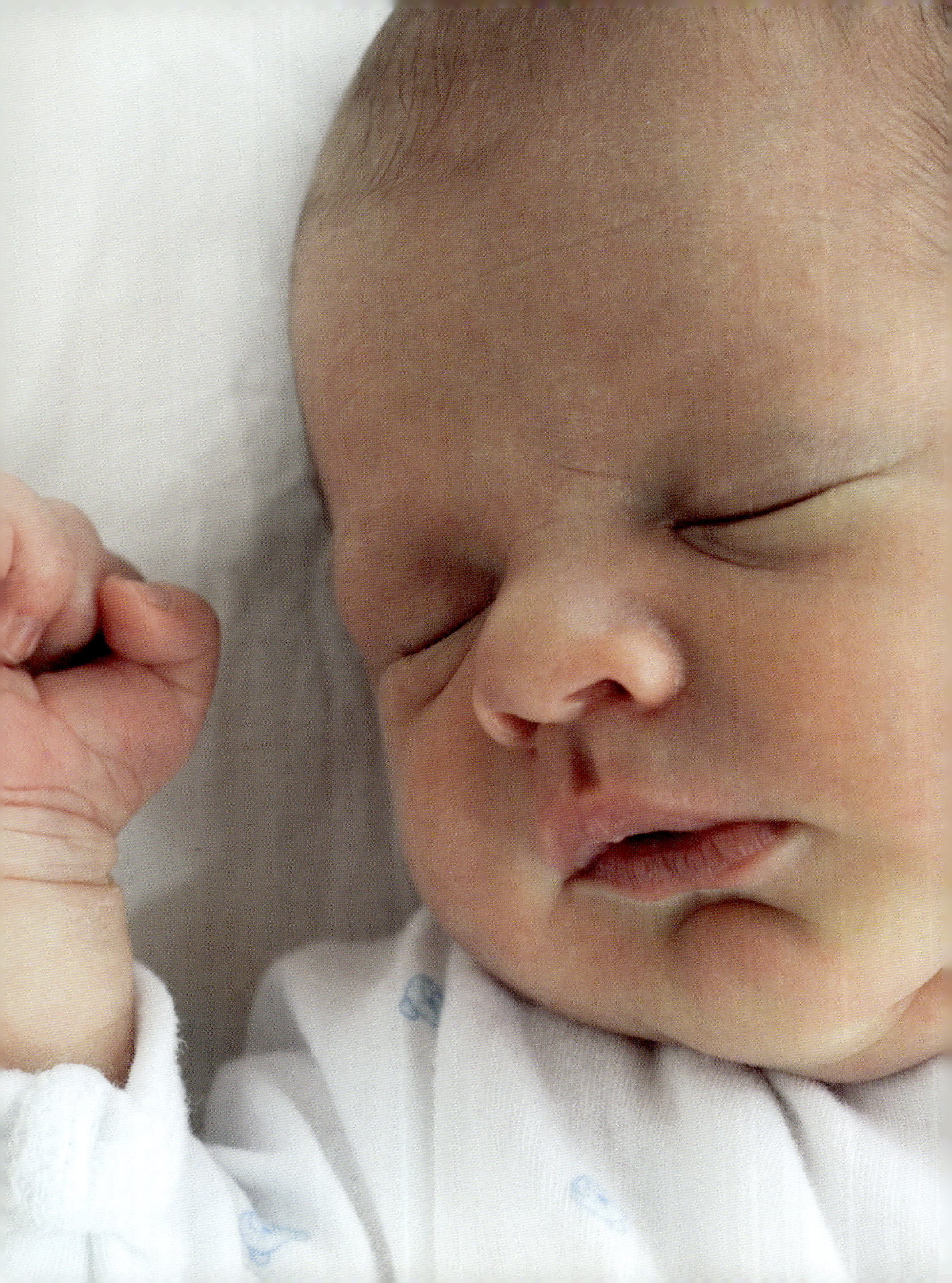

Votre bébé de 0 à 3 mois

Les étapes du développement

Le rythme de développement n'est pas le même d'un bébé à l'autre, et du moment que votre enfant franchit les étapes successives à peu près dans les temps, vous n'avez pas à vous inquiéter. Notez ses progrès ne sera pas seulement une source de plaisir et de satisfaction, mais pourra aussi aider à déceler d'éventuels problèmes assez tôt pour y remédier.

À l'âge de 3 mois, un bébé est en général capable de :

- ◯ **Saisir des objets de façon réflexe.**
- ◯ **Soulever la tête.**
- ◯ **Téter facilement** le sein ou la tétine.
- ◯ **Coordonner succion, déglutition et respiration.**
- ◯ **Sourire en retour ou pour établir la communication.**
- ◯ **S'arrêter de pleurer** dès qu'on le prend dans les bras.
- ◯ **User de différents types de cri** lorsqu'il est fatigué, qu'il a faim ou qu'il a mal.
- ◯ **Gazouiller lorsqu'on s'adresse à lui.**
- ◯ **Reconnaître ses parents lorsqu'il les voit.**
- ◯ **Suivre du regard les objets ou visages en mouvement** à une distance de 20 à 25 cm.
- ◯ **Regarder dans la direction d'où viennent les bruits.**
- ◯ **Agiter les bras et les jambes** pour manifester son intérêt pour ce qui se passe autour de lui.
- ◯ **Porter ses mains et ses doigts à sa bouche.**
- ◯ **Faire porter une partie de son poids sur ses jambes** lorsqu'on le tient debout.
- ◯ **Avoir un semblant de régularité**, dormir moins durant la journée et plus la nuit.
- ◯ **Mouvoir ses bras et ses jambes avec contrôle** lorsqu'il cherche à saisir quelque chose ou à donner des coups de pied.
- ◯ ....

Les premiers jouets

Les nouveau-nés ne voient que ce qui se trouve à proximité immédiate et mettent quelques semaines à percevoir parfaitement les couleurs ; par contre, leur toucher et leur ouïe sont dès le départ bien développés et ils adorent découvrir de nouveaux sons et textures. Aussi certains jouets sont-ils plus adaptés que d'autres pour les tout-petits :

- **Un mobile aux couleurs très contrastées** pour le lit ou le couffin.
- **Un hochet léger**, de préférence un hochet de poignet ou de pied.
- **Des jouets mous qui couinent, sonnent ou cliquettent** lorsqu'on les touche, avec différentes textures et surfaces à explorer.
- **Un jouet mou et lavable à dorloter** : les nouveau-nés s'attachent souvent très vite et pour longtemps à une poupée ou une peluche.
- **Des jouets musicaux,** en particulier ceux sur lesquels il suffit d'appuyer doucement.
- **Un miroir pour bébé** à accrocher au lit.
- **Un livre avec images ou photos** représentant des animaux ou des visages très colorés.
- **Un livre de comptines pour enfants** : les bébés adorent les chansons et histoires familières et répétitives qui leur permettent d'entendre le son de votre voix.
- **Un manège qui tourne tout seul** : votre bébé y prendra beaucoup de plaisir durant les six premiers mois, non seulement parce que le mouvement le bercera, mais aussi en raison du caractère distrayant des sujets qui défilent sous ses yeux.

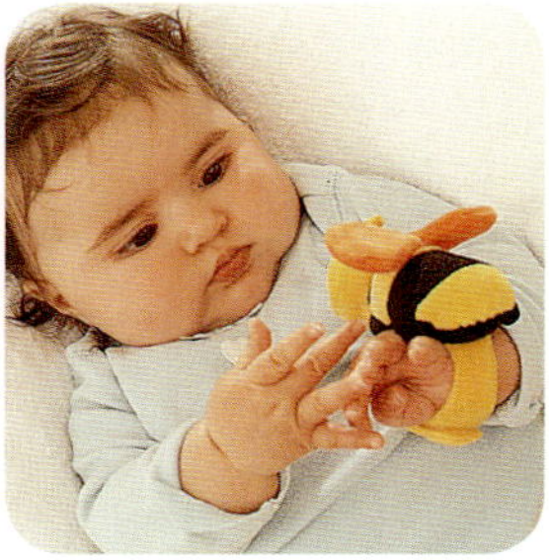

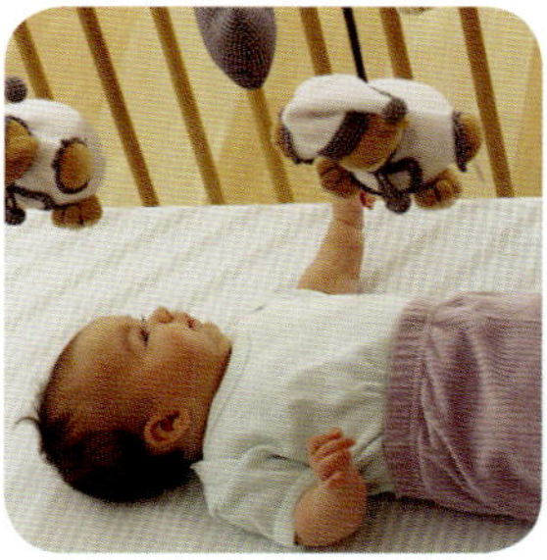

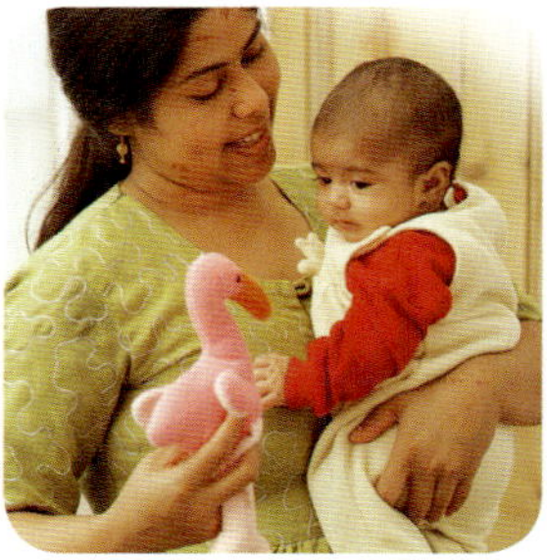

Le B.A.-BA de l'allaitement au sein

Bien que l'allaitement au sein soit l'un des gestes les plus naturels au monde, un peu d'entraînement peut être nécessaire avant de le maîtriser parfaitement. Il y aura peut-être au début, aussi bien de votre côté que de celui de votre bébé, un certain amateurisme. Aussi prenez le temps de vous habituer aux différentes positions, et savourez l'expérience.

- ○ **Testez différentes positions :** certaines mamans préfèrent la position traditionnelle dite « en Madone » ou « en berceuse », tandis que d'autres choisissent plutôt la position dite « en ballon de rugby », qui consiste à tenir le bébé avec le même bras que le sein.
- ○ **Demandez à votre sage-femme ou à votre conseillère en allaitement** de vous indiquer toutes les positions d'allaitement possibles et testez-les toutes pour voir celle qui vous convient le mieux à vous à votre bébé.
- ○ **Alternez régulièrement les positions d'allaitement** : chacune met la pression sur une partie différente du mamelon et le fait de changer souvent permet parfois d'éviter l'obstruction des canaux lactifères.
- ○ **Assurez-vous que bébé vous fait bien face**, couché sur le côté et non pas sur le dos.
- ○ **Il sera peut-être plus commode pour vous de placer un repose-pieds ou une table basse devant vous** de manière à avoir les jambes un peu surélevées et à ne pas être obligée de vous pencher sur votre bébé.
- ○ **Choisissez un siège confortable avec accoudoirs** et placez un coussin derrière vous pour maintenir votre dos.
- ○ **Amenez toujours le bébé au sein** et non l'inverse.
- ○ **De votre main libre, soutenez le sein.**
- ○ **Essayez d'emmailloter votre bébé** ou, tout au moins, de lui ramener délicatement les bras le long du corps pour faciliter l'allaitement.
- ○ **Commencez une fois par un sein et une fois par l'autre** : cela permettra non seulement à votre bébé de profiter pleinement du colostrum, hydratant, avant d'arriver au lait proprement dit, plus riche et nourrissant, mais aura aussi pour effet de stimuler la lactation des deux côtés.
- ○ **Essayez de vous détendre avant de donner le sein.**

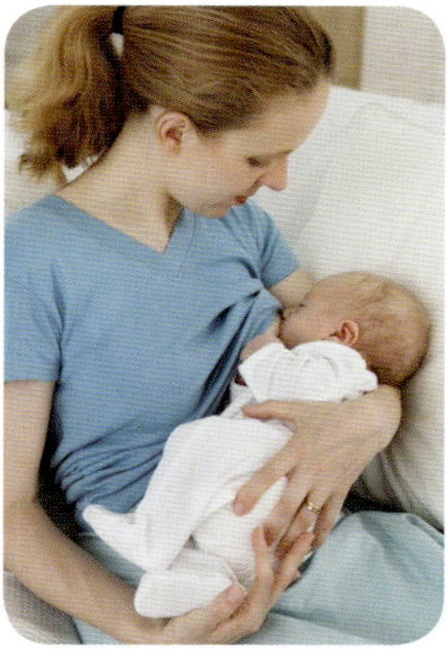

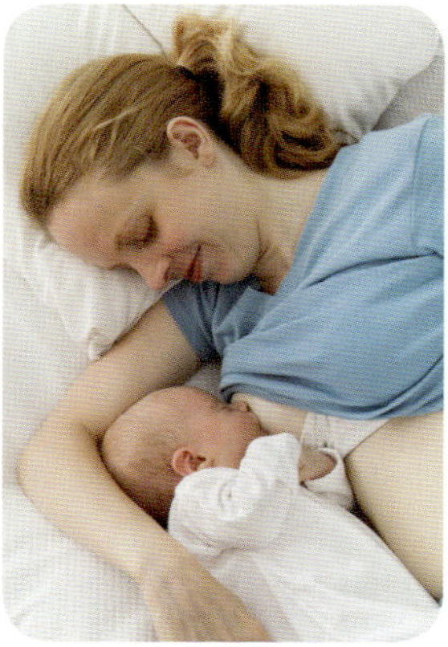

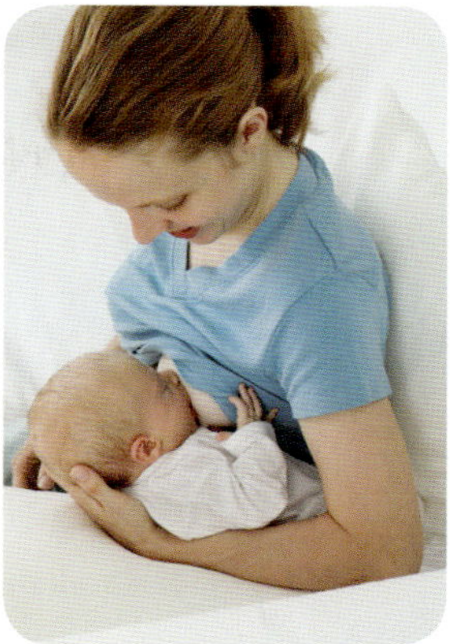

- **Placez un grand verre d'eau ou de jus à côté de vous** de manière à pouvoir vous hydrater : cela favorise la lactation.
- **Assurez-vous que votre bébé prend bien le sein**, car c'est là sans conteste le secret d'un allaitement réussi (voir page suivante).

La prise du sein

- **Pour une bonne prise du sein**, tenez votre sein et touchez le nez de votre bébé avec le mamelon ; le fait de chatouiller sa joue et ses lèvres avec le sein favorisera le « réflexe de fouissement », qui lui fait ouvrir automatiquement la bouche.
- **La bouche de votre bébé doit être grand ouverte**, avec la langue abaissée et dirigée vers l'avant ; le mamelon est pointé vers le voile du palais.
- **Le mamelon doit entièrement disparaître dans la bouche du bébé ainsi qu'une partie de l'aréole** ; la lèvre inférieure est retroussée et le nez est collé contre le sein.
- **Lorsqu'un bébé prend bien le sein**, on n'entend normalement qu'un petit bruit sourd de déglutition – pas de bruit de succion ni de bruits secs – et l'on doit voir ses mâchoires remuer, signe que la tétée se passe bien.
- **Pour mettre un terme à la tétée**, glissez délicatement votre annulaire, propre, dans la bouche de bébé, au niveau de la commissure : un petit « pop » indique que la succion a été interrompue ; vous pouvez alors retirer votre bébé du sein.

Les problèmes de l'allaitement au sein

Même les mères les plus habituées à l'allaitement peuvent éprouver de l'inconfort ou rencontrer d'autres problèmes au moment de donner le sein. Heureusement, il existe quantité d'astuces éprouvées pour parvenir malgré tout à une tétée réussie.

Engorgement

- **Vérifiez que votre bébé prend bien le sein** (voir page 131) : cela garantit une bonne vidange du sein, ce qui a pour effet de soulager l'engorgement.
- **S'il a du mal à prendre le sein du fait de l'engorgement**, tirez un peu de lait avant de lui donner le sein : cela soulagera aussi la sensation de trop-plein.
- **Continuez à allaiter malgré l'engorgement** : cela soulage.
- **En cas d'inconfort extrême, essayez de froisser une feuille de chou que vous glisserez dans votre soutien-gorge** : il semble que les enzymes du chou aient le pouvoir de réduire les gonflements et de prévenir l'hyperlactation ; ce remède agit également en cas de mastite.

Mastite

- **La mastite peut se manifester par l'apparition de zones chaudes ou rouges** sur le sein, parfois accompagnée de douleurs et même de fièvre ; la mastite peut être due à un engorgement sévère, une mauvaise prise du sein ou une obstruction des canaux lactifères (voir ci-après).
- **Allaitez souvent** et donnez en priorité le sein enflammé.
- **Essayez le remède homéopathique *Belladonna* 30 CH.**
- **Essayez de tirer votre lait** de manière à vider le sein et à déplacer les grosseurs.
- **Consultez votre médecin** si vous ne constatez aucune amélioration dans les 24 heures.

Obstruction des canaux lactifères

- **Le meilleur traitement** est de donner régulièrement le sein afin de faire s'écouler le lait.
- **Massez votre sein et exprimez votre lait à la main** en faisant progresser le lait à l'intérieur des canaux en direction du bouchon.
- **Appliquez des compresses chaudes** sur les zones affectées et veillez à ce que votre bébé ait bien l'ensemble du mamelon dans la bouche lorsqu'il tète.

Mamelons douloureux et crevassés

- **Essayez de vous détendre** lorsque vous allaitez : cela aide le lait à venir.
- **Prenez conseil auprès d'une conseillère en allaitement** : une mauvaise position et une mauvaise prise du sein (voir pages 130-131) sont les principales causes de mamelons douloureux.
- **Commencez la séance d'allaitement par le sein le moins douloureux.**
- **Évitez de retirer brusquement votre bébé du sein** car l'effet ventouse peut aggraver la sensation douloureuse (voir page 131).
- **En fin de séance**, exprimez un peu de lait riche et gras et badigeonnez-en le mamelon pour favoriser la guérison.
- **Entre les séances**, restez un peu seins nus afin d'exposer vos mamelons à l'air libre.
- **Évitez les coussinets d'allaitement avec doublure en plastique** et changez les coussinets humides.
- **Il existe sur le marché de bonnes crèmes émollientes** pour les mamelons douloureux, souvent à base d'ingrédients entièrement naturels, comme la lanoline ou la camomille.
- **Les remèdes homéopathiques** *Chamomilla* 30 CH et *Pulsatilla* 30 CH peuvent soulager.

Manque de lait

- **Soyez patiente** : l'établissement d'une lactation régulière et d'un équilibre entre l'offre et la demande peut prendre un peu de temps.
- **Laissez bébé téter souvent** : cela stimule la production de lait ; si nécessaire, réveillez-le pour lui donner le sein et n'hésitez pas à utiliser un tire-lait entre deux séances d'allaitement pour stimuler la lactation.
- **Pensez à vous relaxer** : lorsqu'on est tendue ou angoissée durant la tétée, on peut avoir l'impression qu'il n'y a pas de lait ou pas assez.
- **Accordez-vous un peu de repos**, quitte même, s'il le faut, à rester au lit avec votre bébé pendant un jour ou deux afin que toute votre énergie aille à la lactation.
- **Veillez à vous alimenter suffisamment** : il faut, pour produire du lait, des apports énergétiques conséquents, et un régime inadéquat peut affecter la lactation.
- **La consommation de tisane de fenouil** durant la journée semble favoriser la lactation chez certaines femmes.

Le B.A.-BA de l'allaitement au biberon

Beaucoup de femmes ne peuvent pas ou ne veulent allaiter au sein. Le lait maternisé, utilisé en remplacement du lait maternel, duquel il se rapproche beaucoup par sa formulation, apporte à l'enfant tous les nutriments dont il a besoin. Si vous optez pour cette forme d'allaitement, voici ce qu'il faut savoir et garder présent à l'esprit :

- **Suivez attentivement les instructions du fabricant** : un lait en poudre mal dosé peut provoquer constipation ou soif s'il est trop épais, ou ne pas apporter la quantité suffisante de nutriments s'il est trop dilué.
- **Diluez la préparation dans de l'eau préalablement bouillie** : dans l'idéal, la température de l'eau doit être de 70 °C ou un peu plus, car cela permet de tuer les bactéries qui pourraient se trouver dans la poudre, qui, par elle-même, n'est pas stérile.
- **Choisissez une tétine d'une taille adaptée** à l'âge de votre bébé et testez-en plusieurs modèles pour voir s'il préfère un débit plutôt lent ou plutôt rapide.
- **Pour donner le biberon**, tenez bébé dans en position semi-redressée et maintenez-lui la tête ; il ne doit jamais être complètement à l'horizontale, car le lait risque de couler dans les sinus ou l'oreille moyenne et provoquer une infection.
- **Pour éviter que le bébé avale de l'air en tétant**, tenez le biberon suffisamment droit pour que le lait emplisse entièrement la tétine.
- **Un nouveau-né consomme en moyenne entre 60 et 120 ml** de lait par jour et réclame à peu près toutes les 2 à 4 heures.
- **Ne forcez pas votre bébé à vider le biberon** s'il n'en a pas envie : par contre, s'il continue à téter après qu'il a tout bu, donnez-lui-en encore.
- **Pour éviter les ballonnements,** faites roter votre bébé régulièrement.
- **Stérilisez biberons, tétines et bagues** ainsi que les ustensiles que vous utilisez pour préparer et nettoyer les biberons.
- **N'utilisez pas d'eau fortement minéralisée pour la préparation du lait**, car cela compromet l'équilibre nutritionnel de la boisson.

Aider votre bébé à dormir

S'il y a une source de découragement pour les jeunes parents, c'est bien le problème du sommeil de leur bébé. Les nouveau-nés sont souvent des dormeurs erratiques, qui ont le chic d'être dans une forme olympique juste au moment ou vous vous apprêtez à vous endormir. Voici quelques conseils pour les parents harassés.

- ○ **Mettre dans le lit de votre bébé un doudou**, par exemple sa couverture préférée ou une peluche, peut aider.
- ○ **Beaucoup de bébés ont, à peine endormis, des détentes nerveuses qui les réveillent** : pour éviter cela, essayez de l'emmailloter dans une couverture au moment du coucher.
- ○ **Essayez de placer un de vos T-shirts près de la tête de votre bébé** : s'il se réveille, le fait de sentir votre odeur le rassurera peut-être.
- ○ **La routine du coucher** est l'une des plus importantes : lorsqu'un bébé commence à reconnaître ce rituel qui revient à heures fixes, il se détend et se sent en sécurité, sachant qu'il ne va rien lui arriver.
- ○ **Certains bébés semblent être nés avec une horloge interne bien à eux** ; avant la naissance, on note des périodes d'activité durant la nuit, signe quasi certain qu'on aura affaire à un oiseau de nuit.
- ○ **Laissez les volets ouverts durant les siestes** et instituez des horaires réguliers.
- ○ **Si votre bébé s'endort en mangeant**, réveillez-le doucement et passez un peu de temps à lui parler et à jouer avec lui.
- ○ **Faites du bruit durant la journée** en vaquant à vos activités domestiques : votre bébé s'habituera ainsi à l'idée qu'il est normal d'être éveillé quand il fait jour.
- ○ **Couchez-le à une heure raisonnable**, même s'il ne paraît pas fatigué ; revenez le voir s'il pleure, mais résistez à l'envie de le sortir du lit.
- ○ **Lorsque votre bébé se réveille durant la nuit**, donnez-lui à manger, changez-le et réconfortez-le, mais allumez juste ce qu'il faut de lumière pour y voir clair et parlez-lui à voix basse.
- ○ **Levez-le le matin à une heure raisonnable** et essayez de vous tenir au maximum à un emploi du temps régulier durant la journée : il comprendra rapidement que le jour est fait pour s'amuser et que la nuit est une période où il n'y a rien d'autre à faire que dormir.

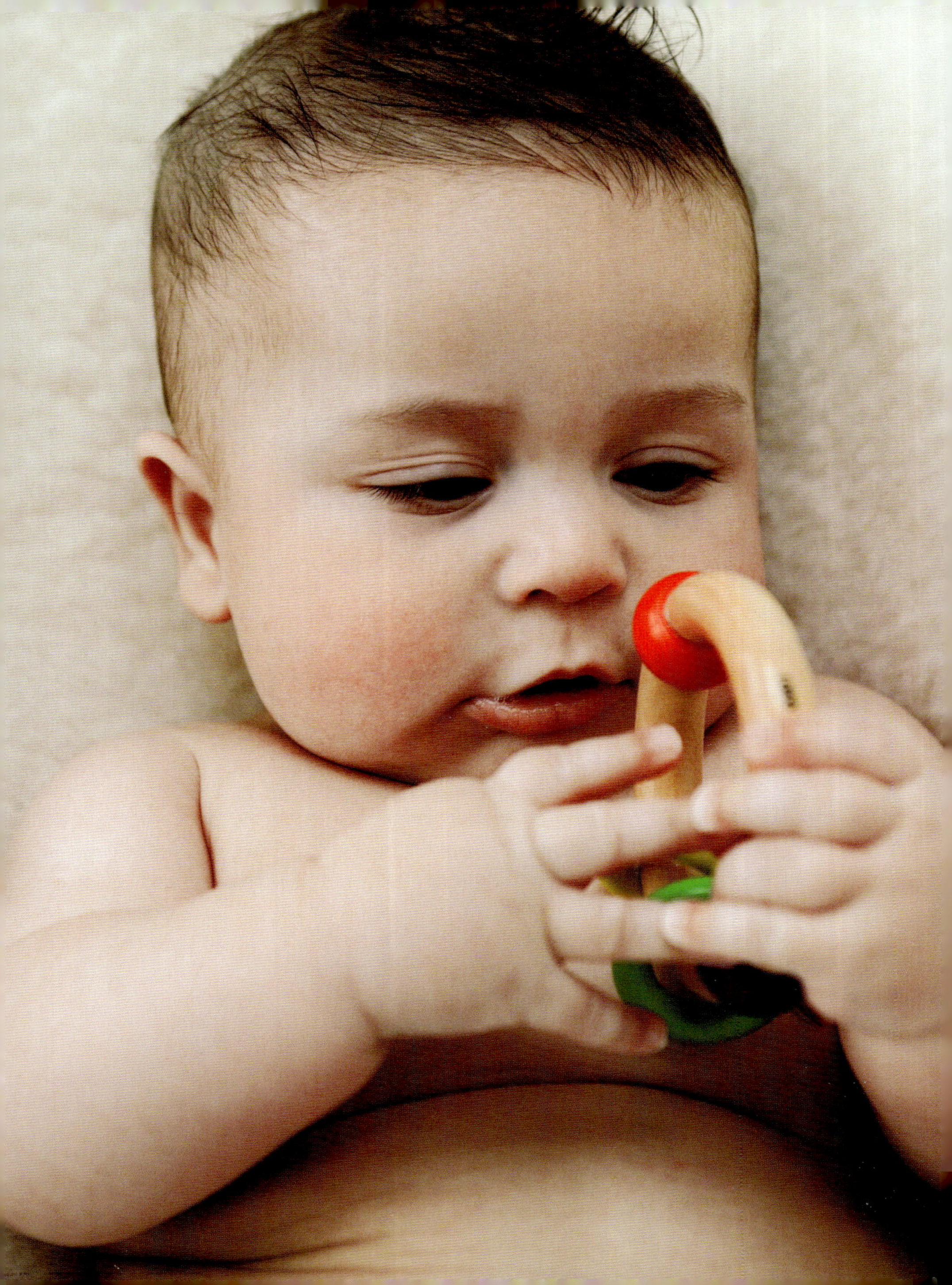

Votre bébé de 3 à 6 mois

Les étapes du développement

Vous serez étonnée de voir avec quelle vitesse votre bébé, au départ si démuni, gagne en confiance en soi, en hardiesse et en adresse. Il franchira lui-même les étapes sans qu'il soit besoin de le pousser. Vous pourrez néanmoins lui donner de temps à autre un petit coup de pouce pour qu'il ne soit pas trop frustré s'il n'arrive pas à faire quelque chose.

À l'âge de 6 mois, un bébé est en général capable de :

- ○ **Sourire fréquemment** ; et il commence à rire.
- ○ **Fixer des objets** situés jusqu'à 1 mètre de lui.
- ○ **Suivre du regard** des objets en mouvement situés à sa hauteur, plus haut ou plus bas.
- ○ **Tenir sa tête** et regarder ce qui se passe autour de lui.
- ○ **Prendre plaisir à contempler ses mains et ses pieds et jouer avec.**
- ○ **Redresser le buste en s'appuyant sur ses mains** lorsqu'il est à plat ventre.
- ○ **Rouler sur lui-même** : cela commence souvent après qu'il l'a fait une fois sans le vouloir.
- ○ **Tendre la main vers les objets et les saisir.**
- ○ **Jouer en utilisant ses deux mains.**
- ○ **Imiter davantage d'expressions du visage.**
- ○ **Enrichir son stock de voyelles.**
- ○ **Pousser des cris perçants**, histoire d'explorer les hauteurs de son que permet sa voix.
- ○ **S'agiter davantage** pour attirer votre attention.
- ○ **Rester assis avec de l'aide.**
- ○ **Manifester de l'intérêt pour les aliments solides** et les porter à sa bouche (bien que le sevrage ne soit pas encore d'actualité – voir page 144).
- ○ **S'étirer pour attraper un jouet** qu'il a laissé tomber.
- ○ **Se tenir sur ses jambes** avec de l'aide.s
- ○ **Dormir environ 14 à 16 heures par jour**, dont une partie durant la journée : le sommeil se répartit généralement sur deux ou trois siestes et une nuit d'environ 6 heures (parfois beaucoup plus).

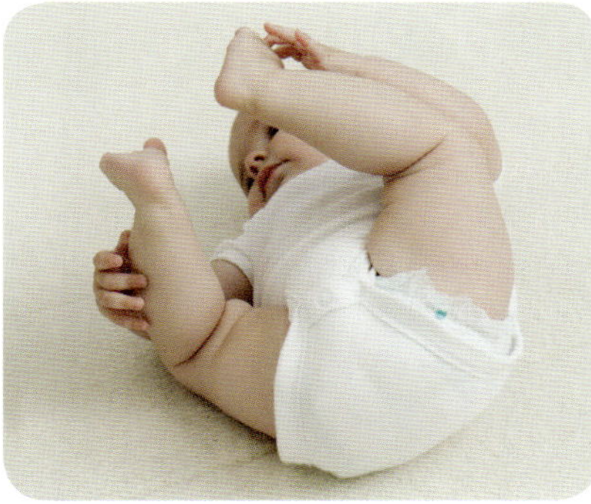

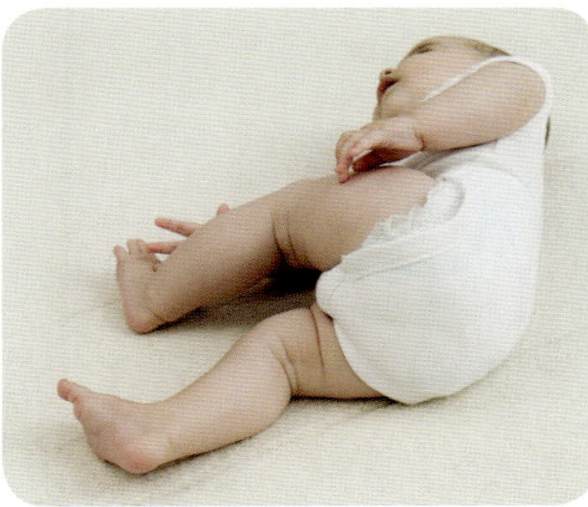

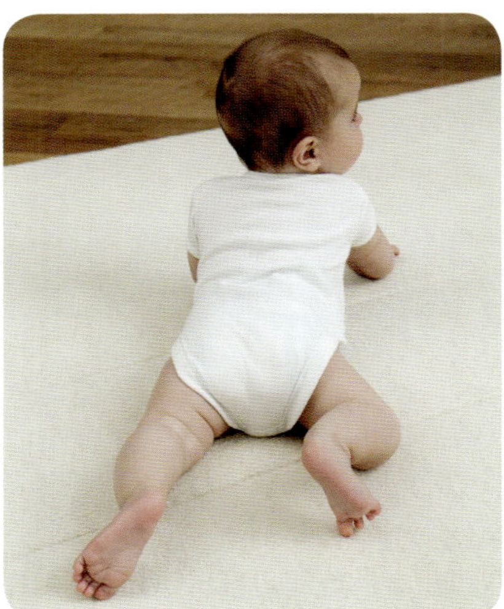

Votre bébé est maintenant prêt pour…

- ○ **Des leçons de natation** avec sa maman ou son papa.
- ○ **Un gobelet**, pour apprendre à siroter et boire et plus seulement téter.
- ○ **Une brosse à dents**, et le nettoyage régulier des gencives et de dents qui commencent à pointer.
- ○ **De la musique pour bébé** ou des séances de danse récréative.
- ○ **Des séances de jeu avec des petits camarades** : il sera captivé par les autres nourrissons et enfants en bas âge, et voudra probablement les porter à sa bouche d'une façon ou d'une autre.
- ○ **Une poussette permettant une position assise plus verticale**, de manière à voir ce qui se passe autour de lui.
- ○ ……………………
- ○ ……………………
- ○ ……………………
- ○ ……………………
- ○ ……………………

Les meilleurs jeux et activités

Entre l'âge de 3 et 6 mois, votre bébé apprendra à se servir de ses mains et portera tout ce qu'il peut à sa bouche. Il développera aussi un sens de la gaîté, prenant plaisir à jouer avec vous, riant et souriant lorsque vous passerez du temps ensemble.

Les meilleurs jouets

- **Des jouets sans petits morceaux qui risquent de se détacher,** ni fils ou ficelles pouvant blesser votre bébé.
- **Le hochet est le jouet idéal pour cet âge,** et même si votre bébé n'a pas encore une bonne maîtrise de ses mouvements, il apprécie le bruit : choisissez-en un qu'il puisse facilement tenir dans sa menotte.
- **Les portiques d'éveil** conviennent à partir de 3 mois : choisissez un modèle suffisamment réactif pour que bébé puisse tirer ou pousser sur les sujets accrochés, les saisir et les manipuler sans se lasser.
- **Les jouets qui font pouet-pouet ou sonnent** lorsque bébé les saisit.
- **Les jouets en tissu de plusieurs textures** permettent à bébé de découvrir différentes sensations tactiles.
- **Les livres d'éveil en carton** sont parfaits pour lire ensemble et font le reste du temps d'excellents jouets à mâchouiller ou à regarder.
- **Les boîtes « surprises »** divertiront votre bébé indéfiniment ; il sera à chaque fois ravi de découvrir ce qui se trouve à l'intérieur et le bruit qu'elles font.
- **Bien qu'il ne soit pas encore tout à fait prêt pour les jouets à empiler**, les anneaux en plastique à passer autour d'un axe central pourront l'amuser, surtout s'ils sont faciles à saisir pour une petite main et assez fermes pour pouvoir être mâchonnés.
- **Les empilements de pots** font un bruit amusant lorsqu'ils s'effondrent, et votre bébé prendra un malin plaisir à les y aider.
- **Les jouets pour le bain** qui font du bruit et laissent échapper de l'eau incitent votre bébé à leur flanquer des coups et lui apprennent à verser.
- **Une boîte à musique** qui se met en marche quand on la touche et joue des comptines ou des morceaux entraînants étonnera et amusera votre bébé, surtout lorsqu'il aura compris qu'il peut lui-même déclencher le processus.
- **Les jouets qui se déploient quand on presse sur un bouton** sont une source inépuisable de ravissement, et votre bébé cherchera avidement l'endroit où appuyer.

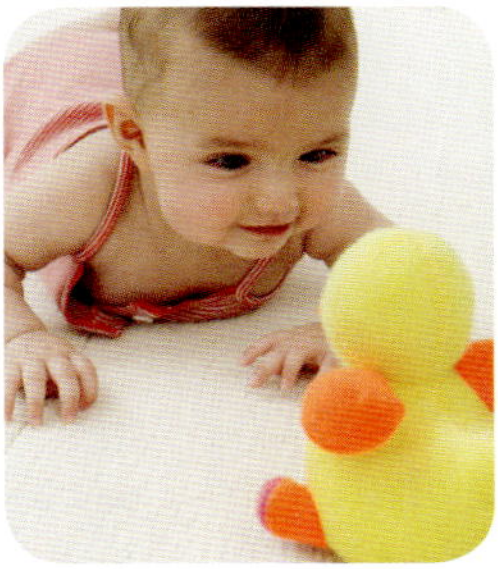 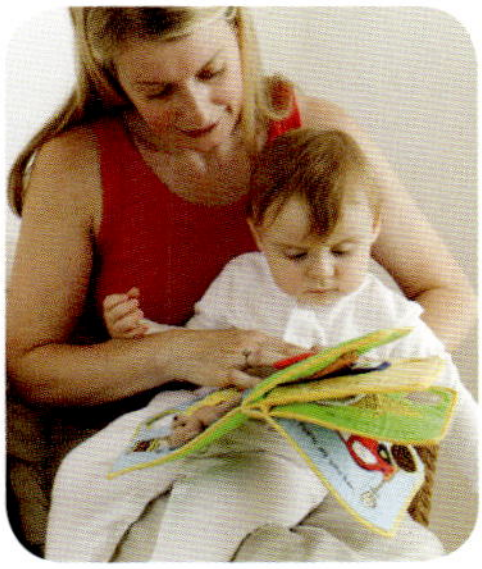 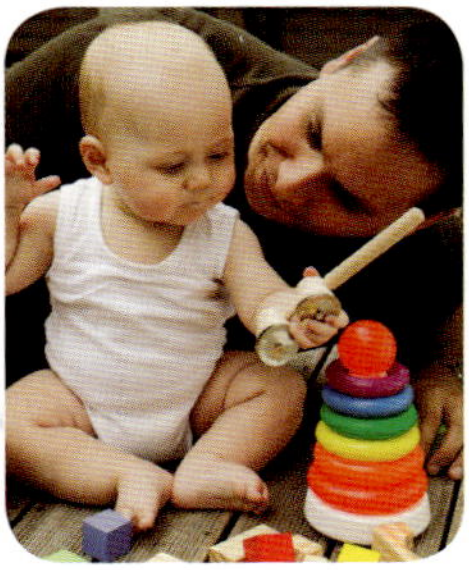

L'heure des jeux

- **C'est l'âge idéal pour commencer à faire régulièrement la lecture** à votre bébé ; il adorera être assis sur vos genoux, entendre le son de votre voix et regarder les images colorées que vous lui montrez du doigt tout en imitant les animaux représentés et en l'encourageant à tourner les pages.
- **Essayez les livres qui font des bruits et jouent de la musique** quand on les touche ; bébé apprendra ainsi qu'il peut agir sur les choses.
- **Placez autour de lui ses jouets préférés** pour qu'il s'efforce de les attraper ; cela favorisera son sens de l'équilibre, sa coordination œil-main et sa motricité globale.
- **Mettez à la disposition de votre bébé le maximum de choses dans quoi donner des coups de pied**, y compris vos mains ; essayez de lui saisir les pieds lorsqu'il les projette et voyez comme il rit quand il a touché sa cible ; n'hésitez pas émettre plein de bruits amusants en réponse.
- **Installez bébé sur des coussins** de manière à ce qu'il jouisse d'une vue d'ensemble sur ce qui l'entoure ; cela aura aussi pour effet de renforcer sa nuque et son dos.
- **Placez-le devant un miroir** : il sera fasciné par l'« autre » bébé et essaiera probablement de sourire et parler à son nouvel ami.
- **Encouragez son développement cognitif**, son aptitude à résoudre des problèmes et sa mémoire en plaçant une balle sous l'un de ses jouets ou couvertures et en l'incitant à la chercher.
- **Montrez-lui comment produire soi-même des sons**, en frappant par exemple avec une cuillère en bois sur un pot.
- **Faites-lui des chatouilles, des papouilles et jouez avec ses bras et ses jambes** pour l'habituer à de nouvelles sensations et l'aider à découvrir ce qu'il peut faire avec son corps.
- **N'oubliez pas de lui faire passer du temps sur le ventre**, cela afin que sa nuque se renforce, d'exciter sa curiosité et de le préparer à marcher à quatre pattes et à rouler sur lui-même.

Les vêtements et accessoires indispensables

En grandissant, votre bébé aura de nouveaux besoins. Petit à petit, vous pourrez lui mettre de vrais vêtements à la place des habits une-pièce et il lui faudra des accessoires de plus en plus sophistiqués.

Les vêtements

- **Votre bébé porte toujours des couches, qui doivent être changées** ; il faut donc privilégier le côté pratique et prévoir des pantalons et autres vêtements faciles mettre et à enlever.
- **Évitez les vêtements trop sophistiqués** qui risquent d'irriter la peau de votre bébé ou de le gêner dans ses activités.
- **Les boutons-pressions et les fermetures Éclair bien rembourrées** sont plus pratiques que les boutons.
- **Veillez à ce que pulls et sous-pulls** n'aient pas un col trop serré.
- **Tout doit pouvoir être lavé en machine.**
- **Pensez à choisir des vêtements assortis** de manière à ne pas avoir à changer votre bébé de pied en cap en cas de fuite ou de régurgitations.
- **Les bodys avec fermetures** au niveau de l'entrejambe permettent d'éviter que votre bébé n'ait froid si son T-shirt ou sa robe se relève.
- **Choisissez des hauts qui se ferment également en bas** afin d'éviter l'inconfort.
- **Veillez à ce que tous les vêtements soient suffisamment amples et confortables**, et que bébé n'ait pas trop chaud : mieux vaut lui mettre plusieurs épaisseurs qu'un vêtement volumineux et lourd.
- **Les bébés n'ont pas besoin de chaussures** tant qu'ils ne savent pas marcher ; pour qu'ils n'aient pas froid aux pieds, on peut leur mettre des petits chaussons tricotés ou des mocassins en cuir souple ; si ceux-ci sont maintenus par un élastique sur le dessus, il faut garder les chaussettes.
- **Si votre bébé perd sans cesse ses chaussettes**, les collants peuvent être la solution au problème, même si c'est un garçon.
- **Choisissez une couleur pour les chaussettes** et essayez de vous y tenir de manière à ne pas vous retrouver avec un tas d'orphelines dont pas une seule n'est de la même couleur que les autres.
- **Pour sortir, prenez de préférence un vêtement à capuche**, car les bébés prennent vite l'habitude de se débarrasser de leur chapeau...

Les accessoires

- ○ **Les anneaux de dentition** : beaucoup de bébés commencent à montrer des signes de poussée dentaire vers le quatrième mois, alors tenez-vous prêt ; évitez les anneaux en PVC et préférez ceux qui peuvent se mettre au réfrigérateur pour soulager en cas d'inconfort.
- ○ **Un siège** d'où bébé peut regarder autour de lui et qui bascule d'avant en arrière lorsqu'il agite les pieds ; choisissez plutôt un modèle portatif de manière à pouvoir le transporter d'une pièce à l'autre.
- ○ **Un siège de bain** qui permette à bébé de se tenir assis dans le bain et de jouer, faisant de ce moment un prolongement des amusements de la journée.
- ○ **Un gobelet :** votre bébé n'est pas encore capable de prendre des aliments solides, mais vous pouvez déjà l'encourager à commencer à boire comme un grand.
- ○ **Une brosse à dents pour bébé** : même si ses dents ne sont pas encore sorties, cela ne saurait tarder, aussi est-il conseillé de prendre dès maintenant l'habitude de brosser les gencives avant le coucher ; à ce stade, vous n'avez pas besoin de dentifrice.
- ○ **Un vrai lit** : à cet âge la plupart des bébés remplissent complètement leur berceau et ont besoin d'un peu plus d'espace pour bouger.
- ○ **Un tour de lit**, car votre bébé commence à devenir remuant et risque de se blesser ou de se coincer entre les barreaux.
- ○ ....

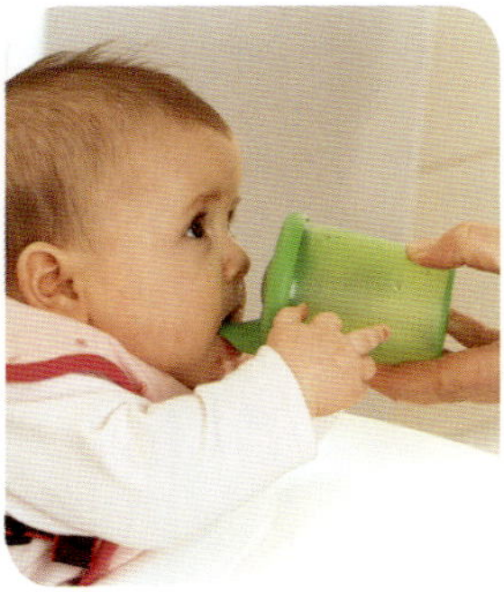
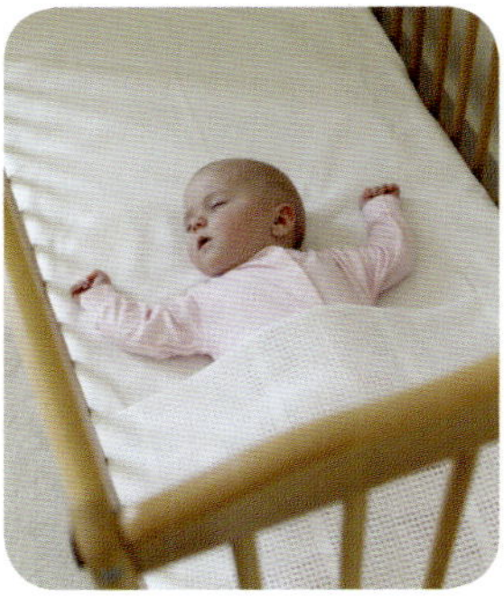
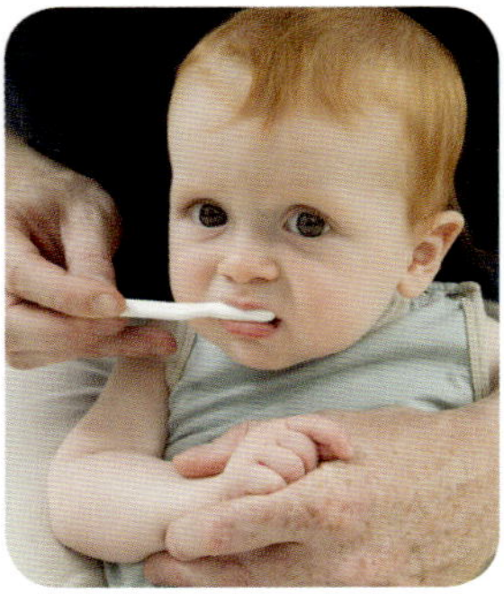

Votre bébé est-il prêt à être sevré ?

Vous remarquerez peut-être que votre bébé a plus faim qu'auparavant. Cela ne veut pas forcément dire qu'il est prêt pour la nourriture solide ; augmenter la quantité de lait maternisé que vous lui donnez ou lui donner plus souvent le sein peut suffire.

Votre bébé est probablement prêt à passer aux aliments solides si :

- ○ **Il commence à réclamer à manger plus souvent**, semble avoir encore faim après une séance normale d'allaitement et ne fait plus ses nuits.
- ○ **Il semble manifester de l'intérêt pour ce que vous mangez.**
- ○ **Il est capable de rester assis avec de l'aide et tient sa tête.**
- ○ **Il est capable de garder des aliments dans sa bouche** lorsque vous les lui donnez ou fait des mouvements de mastication, même avec la bouche vide.
- ○ **Il peut porter des objets à sa bouche avec aisance.**
- ○ ______________________________

Quand commencer ?

Le Ministère de la santé et l'OMS préconisent que le sevrage n'intervienne pas avant l'âge de 6 mois (bien qu'il n'y ait pas de risques à devancer l'appel d'une ou deux semaines). En aucun cas des aliments solides ne doivent être introduits dans la bouche d'un enfant de moins de 17 semaines, car, avant cela, les systèmes digestif et immunitaire du nourrisson ne sont pas encore suffisamment développés.

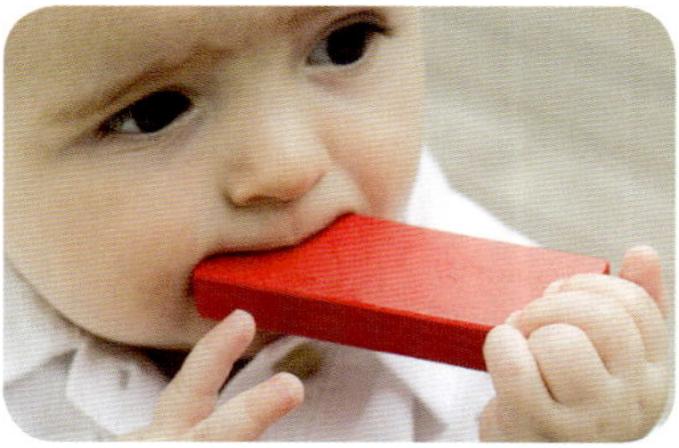

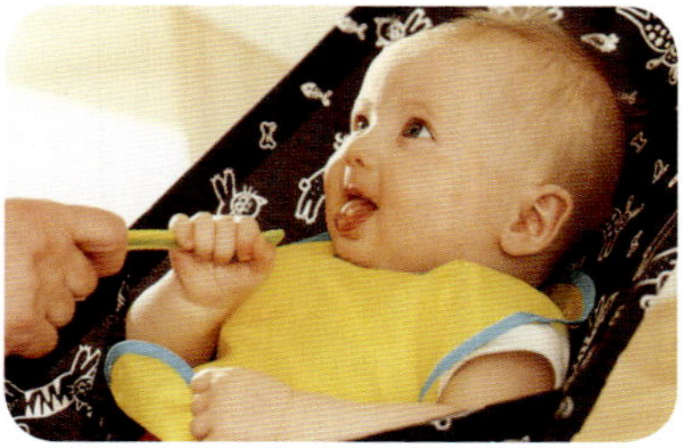

Les symptômes d'allergie alimentaire

Bien qu'encore assez peu courantes, les allergies alimentaires chez les bébés sont néanmoins en augmentation. Aussi, s'il y a des personnes allergiques dans la famille, d'un côté ou de l'autre, il est bon de savoir reconnaître les symptômes avant de sevrer votre bébé. Parlez-en à votre médecin.

Soyez attentifs aux signes suivants :

- ○ **Vomissements ou diarrhées.**
- ○ **Étouffement.**
- ○ **Irritabilité.**
- ○ **Colique sévère.**
- ○ **Eczéma ou éruptions cutanées** (particulièrement autour de la bouche).
- ○ **Urticaire.**
- ○ **Gonflement du visage.**
- ○ **Difficultés à respirer.**

Les symptômes peuvent apparaître lorsque le bébé est en train de manger, juste après ou dans les 48 heures qui suivent. En cas de respiration difficile ou de visage enflé, appelez les secours.

Les intolérances alimentaires sont un peu différentes, car elles n'impliquent pas le système immunitaire. Il peut être bon de surveiller les symptômes qui pourraient indiquer que votre bébé ne supporte pas bien certains aliments, car cela peut affecter ses apports en nutriments. Soyez attentif aux signes suivants :

- ○ **Reniflements chroniques et excès de mucosités.**
- ○ **Constipation ou diarrhées fréquentes.**
- ○ **Eczéma ou éruptions cutanées.**
- ○ **Fatigue inhabituelle.**
- ○ **Indigestion ou régurgitations constantes.**
- ○ **Démangeaisons oculaires et cutanées.**
- ○ **Troubles du sommeil.**
- ○ **Sifflements.**

Gérer la poussée dentaire

Peut-être votre bébé ne présentera-t-il aucun signe de poussée dentaire avant sa première année révolue. Mais chez certains nourrissons cela peut commencer dès le quatrième mois, aussi mieux vaut-il y être préparé.

Les signes de poussée dentaire

- ○ **Irritabilité et caprices** en raison des gencives sensibles et endolories ; la première dent est souvent la pire.
- ○ **Bave.**
- ○ **Toux ou étouffements** du fait de l'excès de salive.
- ○ **Éruption cutanée au niveau du menton** du fait de la bave.
- ○ **Ronge, attaque avec les gencives et mord** tout ce qu'il met dans sa bouche.
- ○ **Se frotte les joues et tire sur ses oreilles**, car la douleur irradie dans la région de l'oreille et autour de la mâchoire.
- ○ **Diarrhées modérées :** ce point fait débat ; certains professionnels pensent en effet qu'il n'y a pas de relation de cause à effet, mais une étude australienne sérieuse a récemment montré que des selles un peu plus molles sont un symptôme courant.
- ○ **Température un peu au-dessus de la normale :** alors qu'une température élevée n'est pas signe de poussée dentaire et doit être dûment traitée, une fièvre légère peut, chez certains bébés, être due à la dentition ; là aussi certains médecins contestent le fait, mais d'après ce que les parents rapportent, la concomitance est suffisamment fréquente pour qu'on puisse établir un lien.
- ○ **Sommeil de mauvaise qualité.**
- ○ **Écoulement nasal**, lié à l'inflammation de toute la sphère ORL.

Une question de gènes

Le processus de dentition suit souvent un schéma héréditaire. Aussi, si la maman ou le papa a eu ses premières dents tôt, il y a des chances qu'il en soit de même pour le bébé.

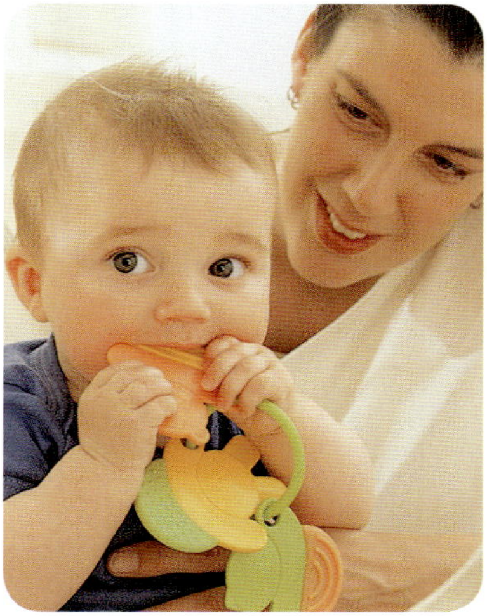

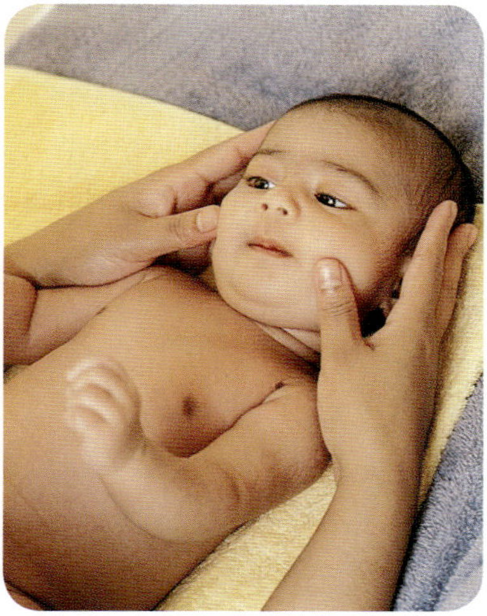

Que faire ?

- ○ **Donnez à votre bébé un anneau de dentition froid** (pas en PVC) à ronger et frottez ses dents avec un doigt propre.
- ○ **Achetez un gel gingival doux** à appliquer sur les gencives de bébé : beaucoup contiennent du paracétamol et, par conséquent, ne doivent pas être utilisés lorsque vous donnez déjà du paracétamol par voie orale contre la douleur.
- ○ ***Chamomilla* 30 CH** est le remède homéopathique de référence pour la poussée dentaire ; vous pouvez en donner au besoin jusqu'à six doses par jour afin de soulager les symptômes et de calmer l'inquiétude de votre bébé.
- ○ **Frictionnez l'intérieur du poignet de votre bébé avec un peu de *Rescue Remedy* ou d'*Emergency Essence*** (Fleurs de Bach) lorsqu'il pleure sans interruptions : quelques gouttes avant le coucher l'aideront à dormir, de même que quelques gouttes d'huile essentielle de lavande sur le drap.
- ○ **Si votre bébé à du mal à dormir**, le bercer doucement peut aider.
- ○ ....

Les maladies infantiles

Bien qu'ils ne soient pas encore beaucoup en contact avec l'extérieur, les nourrissons peuvent très bien déclarer une maladie infantile. Il peut être utile de savoir ce que votre bébé est susceptible d'attraper et quels sont les symptômes auxquels il faut être attentif. Les mères vaccinées transmettent généralement leur immunité en donnant le sein, et si l'enfant est lui-même vacciné, il possède sa propre immunité.

Maladie	**Période d'incubation**	**Symptômes**
Rougeole	10 jours	Fièvre, nez qui coule, toux, yeux rouges et irrités ; dans un deuxième temps, environ 3 à 7 jours après l'apparition des premiers symptômes, éruption cutanée brun rougeâtre commençant généralement par le visage, puis s'étendant vers le bas du corps.
Oreillons	2-3 semaines	Fièvre, maux de tête, principales glandes salivaires gonflées déformant la mâchoire, les joues et le cou (« tête de hamster »).
Rubéole	14-21 jours	Apparition de points roses peu marqués, légère fièvre, douleurs musculaires, maux de gorge, ganglions lymphatiques du cou gonflés, manque d'appétit.
Coqueluche	Environ 7 jours	Symptômes grippaux, nez qui coule, éternuements, légère fièvre et toux allant en s'empirant sur quelques semaines et plus marquée la nuit, avec paroxysmes durant lesquels le visage peut tourner au bleu ou au rouge ; parfois quintes accompagnées de vomissements.
Varicelle	10-14 jours	Maux de tête, fièvre, sentiment de malaise général, taches partant du tronc et s'étendant à presque tout le corps, se présentant sous la forme de petites pustules qui se transforment en vésicules, puis forment une croûte.
Méningite	Méningite virale : 3-7 jours Méningite bactérienne : 1-7 jours	La méningite virale survient le plus souvent l'été et est généralement moins sévère ; on observe au début des symptômes rappelant un peu la grippe avec de la fièvre et des douleurs musculaires, se développant sur plusieurs jours. Dans la méningite bactérienne, les symptômes peuvent être plus sévères et se développer rapidement, souvent en l'espace de quelques heures ; chez les bébés et les enfants en bas âge cette forme se manifeste par une raideur du corps avec des mouvements saccadés (ou une extrême mollesse), une irritabilité ou une répugnance à être manipulé, des cris aigus ou des gémissements inhabituels, un refus de manger, une fontanelle tendue ou saillante, un teint pâle et des tâches sur la peau, une respiration rapide et de la fièvre. Chez les enfants plus grands, soyez attentive aux érythèmes qui ne pâlissent pas à la pression (appuyez un verre contre la peau).

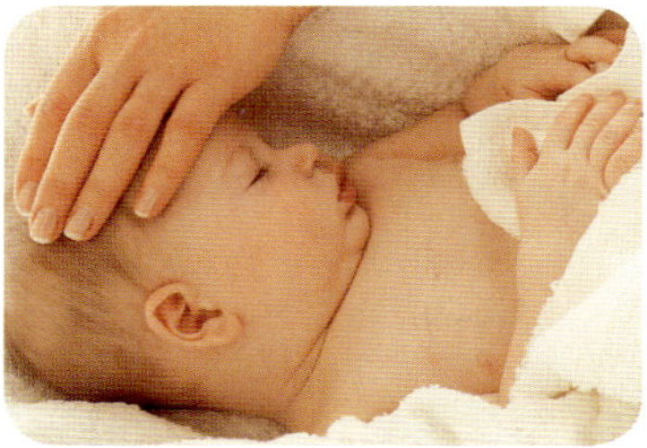

Restez vigilante

Grâce aux grandes campagnes de vaccination, la plupart des maladies infantiles sont beaucoup moins répandues qu'autrefois. Mais il est bon de savoir en reconnaître les signes. Dans le doute, contactez votre médecin.

	Traitement	Remarques
	Antalgiques et beaucoup d'eau ; antibiotiques en cas d'infection secondaire ; repos dans une pièce sombre, car la rougeole peut entraîner une photosensibilité.	
	Beaucoup d'eau, antalgiques (paracétamol), repos ; épongez votre bébé avec un linge imbibé d'eau tiède.	
	Paracétamol pour faire tomber la fièvre ; lotion à base de calamine ou de corticostéroïdes faiblement dosés pour calmer l'éruption cutanée ; beaucoup de bains tièdes.	
	Antibiotiques pour éliminer l'agent bactérien ; paracétamol pour faire baisser la fièvre et réduire l'inconfort ; vaporisateur dans la chambre du bébé.	
	Lotion à base de calamine pour calmer les démangeaisons ; paracétamol pour faire baisser la fièvre et réduire l'inconfort ; beaucoup d'eau ; les ongles doivent être courts et bien propres, ou mettez-lui des moufles en coton.	
	Si vous suspectez une méningite, consultez de toute urgence – la forme bactérienne requiert l'administration d'antibiotique en intraveineuse ; il n'y a pas de traitement contre la méningite virale, mais des médicaments pourront être prescrits pour soulager les symptômes.	

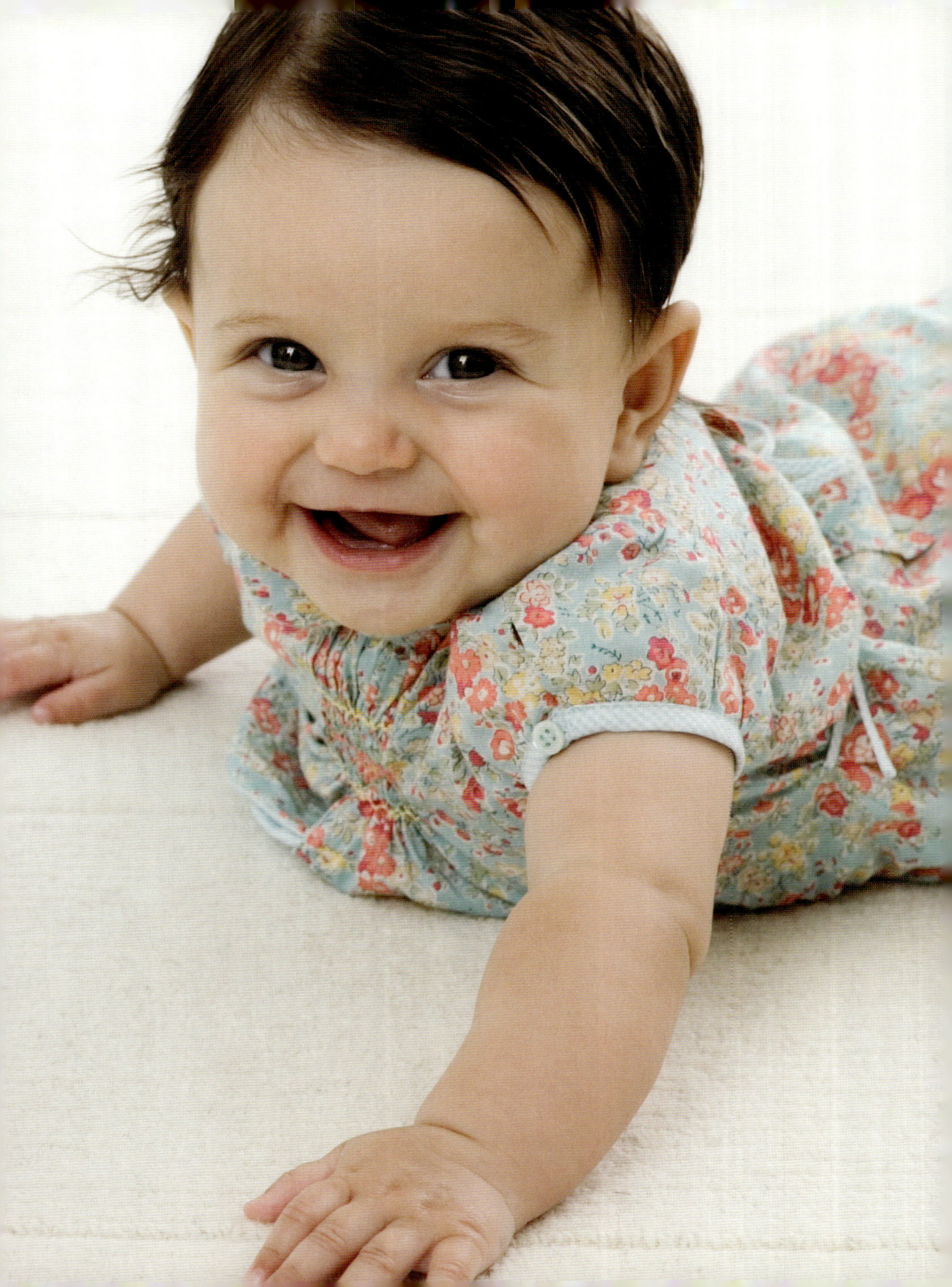

Votre bébé de 6 à 9 mois

Les étapes du développement

Vers la fin du neuvième mois, votre bébé sera devenu un membre actif et sociable de la famille. Vous constaterez un changement important dans son développement, lié à l'amélioration de son sens de la coordination. Son petit cerveau commence à travailler, le monde autour de lui à faire sens.

À l'âge de 9 mois, un bébé est en général capable de :

- ○ **Manger des aliments solides** en plus du lait maternel ou maternisé.
- ○ **Saisir des objets** en ne s'y reprenant pas à plus de deux fois.
- ○ **Distinguer facilement les petits objets** et les prendre entre ses doigts.
- ○ **Faire passer facilement un jouet d'une main dans l'autre** et jouer assis.
- ○ **Rester en position assise** sans avoir besoin de coussins ni autre support.
- ○ **Prendre plaisir à se tenir debout** lorsqu'on le tient et passer lui-même de la position assise à la station debout en s'agrippant aux meubles.
- ○ **Rouler sur le dos**, puis se remettre sur le ventre.
- ○ **Commencer à marcher à quater pattes** (mais certains bébés ne marcheront jamais à quatre pattes, préférant se traîner sur leurs fesses).
- ○ **Passer de la position couchée à la position assise.**
- ○ **Babiller et faire des sons en « b ».**
- ○ **Faire des bulles et s'en amuser.**
- ○ **Tourner la tête vers vous lorsque vous prononcez son nom.**
- ○ **Réagir positivement quand il vous aperçoit** — et peut-être rire.
- ○ **Chercher les objets** qu'il vous voit mettre hors de sa vue.
- ○ **Tout explorer avec sa bouche.**
- ○ **Montrer des signes qu'il saisit vos émotions**, peut-être sourire quand vous êtes heureuse, froncer les sourcils ou avoir l'air préoccupé lorsque vous paraissez fâchée.
- ○ **Commencer à imiter vos gestes.**
- ○ **Commencer à tendre les bras pour que vous le preniez.**
- ○ **Montrer les premiers signes d'angoisse face aux étrangers ou en cas de séparation** (voir page 184).

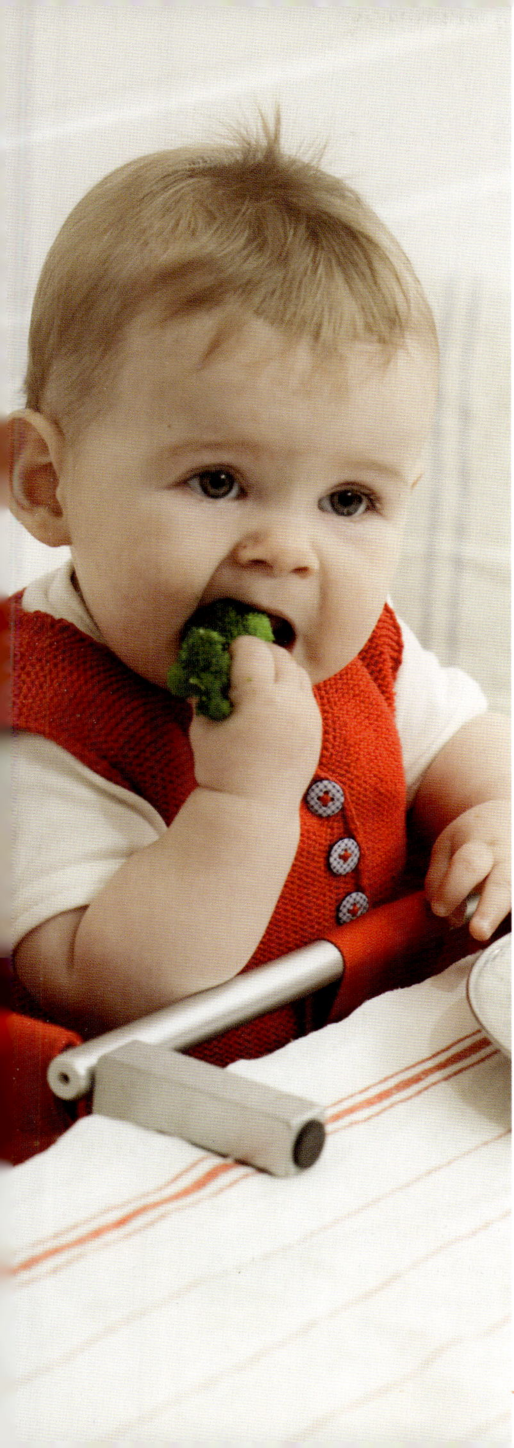

Votre bébé est maintenant prêt pour :

- ○ **Les aliments solides**, et en quantité de plus en plus importante : à 9 mois, il doit normalement faire trois repas par jour et commencer à manifester moins d'intérêt pour le lait.
- ○ **Des horaires de coucher réguliers**, qu'il a enregistrés et qu'il anticipe.
- ○ **Des livres préférés et des histoires pour s'endormir** qu'il retiendra et réclamera.
- ○ **Se servir d'un jouet robuste à pousser** auquel il peut se tenir lorsqu'il entame le processus d'apprentissage de la marche.
- ○ **Prononcer ses premiers mots** : il commence par des sons tels que « ba », pour signifier différentes choses, puis passe rapidement à un mélange de vrais mots et de babil.
- ○ ______
- ○ ______
- ○ ______
- ○ ______
- ○ ______

Les meilleurs jeux et activités

À partir de maintenant, votre bébé commence à être beaucoup plus mobile, même s'il n'a pas encore développé la motricité suffisante pour marcher à quatre pattes. Il essaye d'attraper ses jouets sans attendre qu'on les lui tende, ou tout autre objet qui peut éveiller sa curiosité, et sa coordination œil-main naissante s'accompagne d'un goût de plus en plus prononcé pour les jouets plus sophistiqués.

Les meilleurs jouets

- **Les jouets qui encouragent bébé à marcher à quatre pattes** en l'incitant à suivre le mouvement : achetez des jouets que vous pouvez tirer avec une ficelle ou des balles, qu'il poursuivra sans se lasser.
- **Les jouets avec ficelle** que votre bébé peut tirer à lui, mais veillez à ce que la ficelle ne présente pas de risque d'étranglement.
- **Les jouets qui permettent à votre bébé d'explorer différentes formes et sons**, de découvrir les rapports de cause à effet, de développer ses facultés de raisonnement et sa motricité : essayez les jouets à empiler, les trieurs de forme et tout ce qui sonne, cliquette ou fait des bruits de froissement.
- **Les tapis d'éveil** qui permettent au bébé de travailler sa coorcination : il apprendra à ouvrir des portes, tordre, presser, secouer…
- **Les cubes à empiler** et démolir sont toujours très appréciés.
- **Les boîtes dans lesquelles laisser tomber des cubes et les en ressortir.**
- **Les jouets robustes à pousser** sur lesquels le bébé peut s'appuyer, dont il peut se servir pour se hisser sur ses jambes et faire quelques pas.

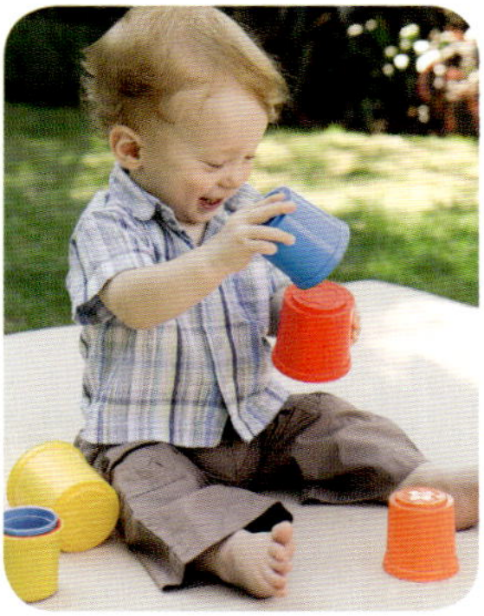
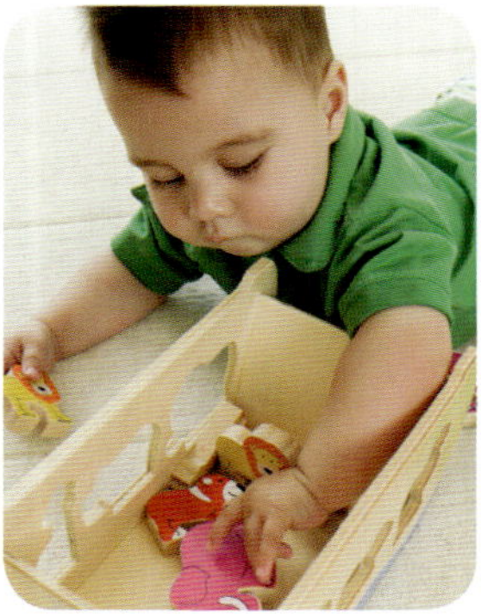
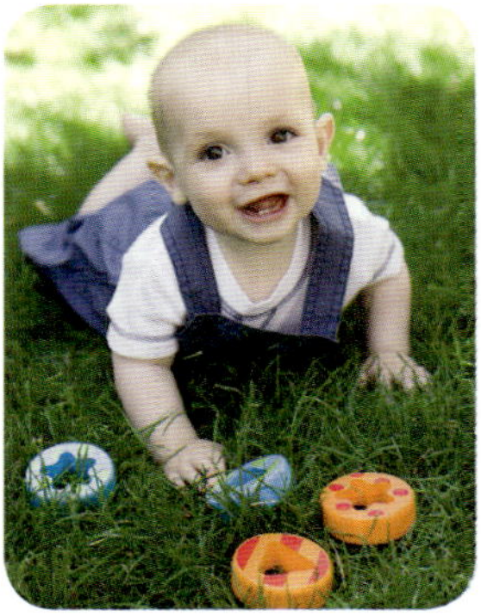

L'heure des jeux

- **Votre bébé commence à se rendre compte que les objets continuent d'exister**, même quand il ne les voit plus : aussi trouvera-t-il très amusant que vous vous cachiez les yeux avec vos mains ou que vous jouiez à des jeux de cache-cache.
- **Donnez-lui beaucoup d'objet à cogner les uns contre les autres**, et apprenez-lui à jouer de la musique avec un pot, une casserole et une cuillère en bois.
- **La lecture commence à devenir plus interactive à cet âge**, et il aimera toucher les images ou même tourner les pages en carton ; quand vous avez fini de lire, encouragez-le à tourner les pages à son tour et à vous faire la « lecture ».
- **Quand vous entendez bébé babiller**, répondez-lui.
- **Jouez à des jeux de doigts simples**, comme « Un petit pouce qui bouge », et voyez comme il attend avec impatience la chute toujours recommencée : « Et ça suffit pour m'amuser ! ».
- **Comme il peut maintenant mémoriser et anticiper**, toutes les comptines ou jeux où l'on tape avec ses mains retiendront son attention, impatient qu'il sera d'entendre la suite, qu'il connaît déjà.
- **Encouragez-le à jouer seul** (sous surveillance), car cela l'aidera à devenir indépendant et plus confiant dans ses capacités.
- **Levez votre bébé haut dans les airs** ou faites-le sauter sur vos genoux ; il aimera les jeux physiques, l'exercice et le mouvement.
- ....

Pas trop de jouets à la fois

Les bébés peuvent facilement se laisser submerger s'ils ont trop de jouets à leur disposition. Aussi prenez l'habitude de n'en sortir de sa malle que quelques-uns à la fois et laissez-le choisir celui avec lequel il veut jouer. Vous pouvez aussi placer un petit assortiment de jouets dans une boîte dans laquelle il peut piocher.

Les vêtements et accessoires indispensables

Le fait que votre bébé devient peu à peu plus mobile ne change tout d'abord pas grand-chose à ses besoins vestimentaires. Peut-être faudra-t-il simplement acheter des vêtements un peu plus rembourrés au niveau des genoux et des coudes. Par contre, de nouveaux équipements seront nécessaires pour vous comme pour lui, en raison du passage, parfois un peu chaotique, aux aliments solides.

Les vêtements

- **Des vêtements amples** qui permettent à bébé de se mouvoir à son aise sont de rigueur à ce stade.
- **Des haut à manches courtes ou trois quarts** pour qu'il ait les mains libres.
- **Des vêtements résistants**, particulièrement au niveau des genoux.
- **Les bavoirs, maintenant absolument indispensables,** doivent être en plastique avec récupérateur ou bien grands et lavables en machine.
- **Votre bébé aura besoin de pas mal de vêtements de rechange**, car il va commencer à « jouer » avec la nourriture et en mettre partout ; même les meilleurs bavoirs ne peuvent protéger complètement.
- **Envisagez l'achat d'une gigoteuse** pour le maintenir au chaud au lit, car les mouvements de jambes, dont il devient adepte, envoient balader sa couverture.
- **Une paire de bottines en caoutchouc souple** ou une combinaison tout-en-un pour les moments où il explore le monde extérieur
- **Pour les chapeaux**, préférez ceux qui s'attachent avec une ficelle sous le menton, car les bébés adorent le lancer de chapeau.

Les accessoires

- **Un Jolly Jumper** à accrocher dans le cadre d'une porte : bébé appréciera probablement beaucoup lorsqu'il sera devenu suffisamment confiant en lui-même et indépendant ; cela lui permettra aussi d'entraîner ses jambes.
- **Une brosse à dents et du dentifrice** : une fois qu'il sera passé aux aliments solides, il faudra lui nettoyer la bouche deux fois par jour afin d'éliminer les débris de nourriture, et lorsque les dents seront sorties, les lui brosser.
- **La poussette parapluie pliante** convient à partir de l'âge de 6 mois.

- ○ **Une chaise haute bien stable,** avec insert pour bien maintenir votre bébé au début ; toutes les chaises hautes doivent être équipées d'un harnais ou d'une ceinture cinq points pour empêcher les chutes.
- ○ **Un tapis en plastique** à placer sous la chaise pour protéger le sol.
- ○ **2 à 3 petits bols en plastique**, de préférence avec ventouse pour éviter les projections intempestives à travers la cuisine.
- ○ **2 à 3 cuillères en plastique trapues** faciles à tenir pour une petite main ; votre bébé n'est pas encore capable de manger tout seul, mais vous pouvez l'encourager à essayer.
- ○ **2 à 3 cuillères de sevrage** avec une petite tête pour faciliter ses premiers essais de nourriture solide.
- ○ **Une tasse ou un gobelet en plastique à bec**, de préférence à débit lent pour éviter que le bébé s'étouffe.
- ○ ....

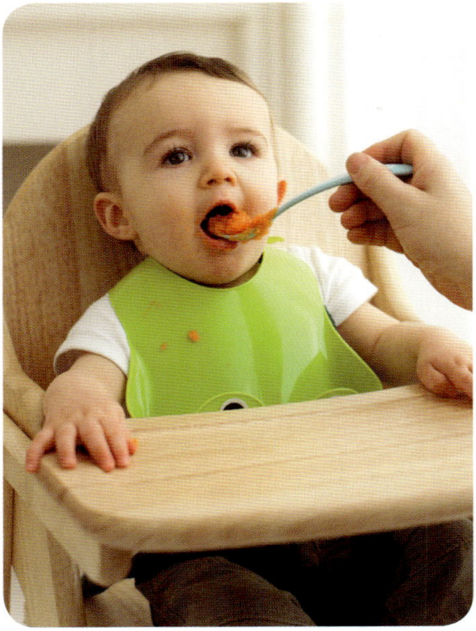

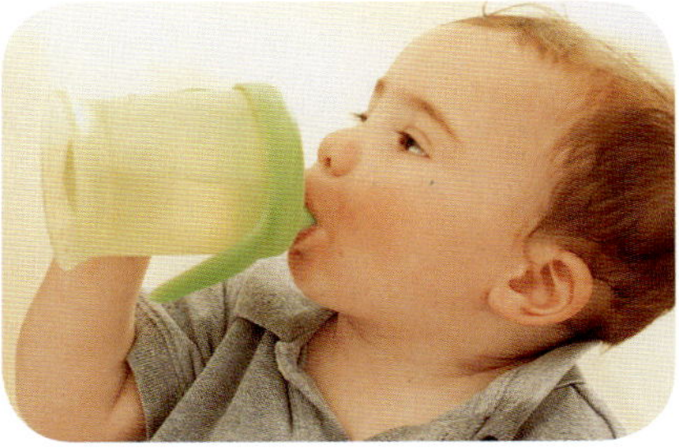

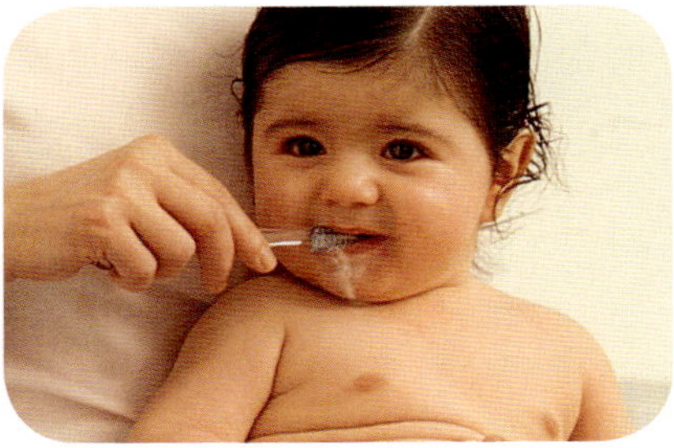

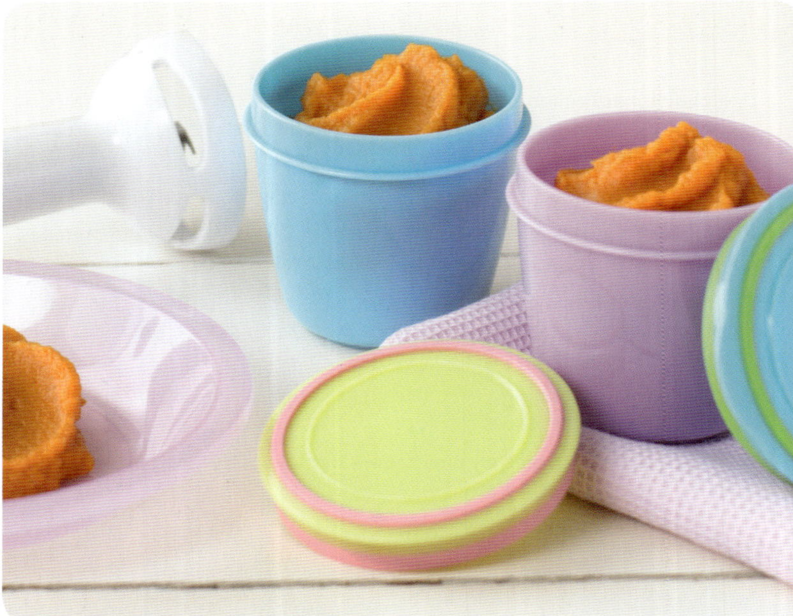

Les accessoires pour la préparation des repas

- **Un robot ménager** ou un mixeur à main.
- **Un moulin mécanique ou électrique** (du type de ceux qu'on utilise pour moudre le café) : idéal pour les pommes de terre, les patates douces et autres légumes racines qui peuvent devenir gluant lorsqu'on les passe au mixeur.
- **Un bac à glaçons souple** qui vous permettra de démouler facilement la purée congelée : choisissez-en un avec couvercle sécurisé.
- **Des étiquettes autocollantes :** vos purées se garderont au moins huit semaines au congélateur et 24 à 48 heures au réfrigérateur, aussi est-il préférable de pouvoir marquer dessus la date et ce dont il s'agit.
- **Des petits pots avec couvercle**, pour congeler des plus grosses portions de ce que votre bébé préfère.
- ……………………………………
- ……………………………………

Conseils d'expert pour le sevrage

Il est important de garder présent à l'esprit que, durant les premières semaines de sevrage, les bébés ont encore besoin de lait pour les nutriments et l'hydratation. Les premiers aliments solides sont conçus pour habituer les enfants à différents goûts et textures, et favoriser le développement des facultés nécessaires pour mastiquer (ou attaquer avec les gencives) et déglutir.

- **Les premiers aliments doivent être semi-liquides** et d'une consistance rappelant celle du lait afin que le bébé n'ait pas de mal à les avaler.
- **Ajoutez du lait maternel**, du lait maternisé ou un peu d'eau du robinet bouillie, puis refroidie, afin de délayer la purée si elle est trop épaisse.
- **Servez les aliments à température ambiante** ou légèrement tiédis : contrôlez en mettant un peu de purée sur l'intérieur de votre poignet : si c'est à bonne température, vous devriez ne rien sentir.
- **Dégelez complètement les aliments congelés**, puis réchauffez-les en y ajoutant un peu d'eau bouillie ou en les mettant au micro-ondes : remuez soigneusement tout ce qui a été passé au micro-ondes, car il peut y avoir des zones plus chaudes.
- **Les légumes racines sont particulièrement recommandés pour la diversification** : essayez les pommes de terre, les carottes, les patates douces, les rutabagas et les navets.
- **Passez les fruits et légumes à peau coriace**, comme les baies ou les fruits secs, au tamis afin d'obtenir une consistance moelleuse et d'éliminer les graines.
- **Une fois que vous aurez réussi à lui faire admettre quelques légumes**, mélangez ensemble purées de légumes et purées de fruits avant de passer à l'étape critique : les purées uniquement composées de fruits.
- **Le riz pour bébé** convient également et peut servir à épaissir les purées trop liquides : veillez à ce que le riz soit moelleux et crémeux.
- **Encouragez votre bébé à essayer certains aliments à manger avec les doigts** (voir page 64).
- **Proposez-lui quelque chose de nouveau tous les deux ou trois jours**, et surveillez attentivement les éventuels signes de réaction (voir page 145), surtout s'il y a des cas d'allergies alimentaires dans la famille ; notez vos observations dans votre journal de bord des repas (voir page 162).

Les meilleures purées et premiers aliments

Purées de fruits et de légumes, riz pour bébé et céréales très finement moulues sont parfaitement adaptés pour servir de premiers aliments. Non seulement ils permettront à bébé de découvrir toute une variété de saveurs et de textures, mais ils lui apporteront aussi en quantité suffisante la plupart des nutriments dont il a besoin.

Commencez par des purées mono-fruit ou mono-légume, telles que :

- ○ **Riz pour bébé**
- ○ **Avocat**
- ○ **Patate douce**
- ○ **Pomme de terre**
- ○ **Carotte**
- ○ **Navet**
- ○ **Potiron**
- ○ **Fèves**
- ○ **Pomme**
- ○ **Poire**
- ○ **Banane**
- ○ **Abricots secs**
- ○ **Pêche**
- ○ **Papaye**

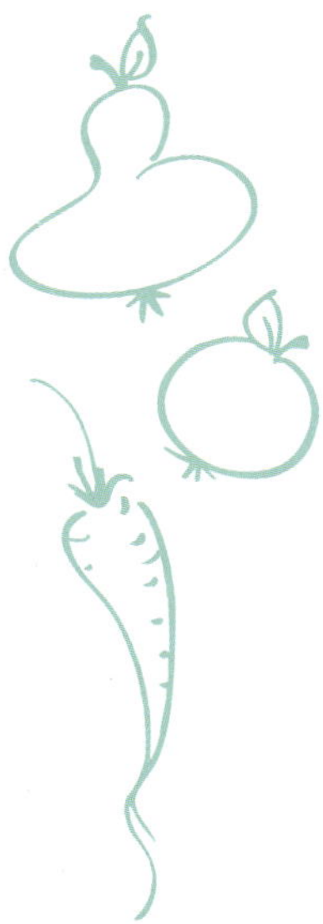

Puis essayez certains mélanges :

- ○ **Légumes racines** (toutes les combinaisons sont possibles)
- ○ **Carotte et courge spaghetti**
- ○ **Brocoli et chou-fleur**
- ○ **Haricots beurre et pomme**

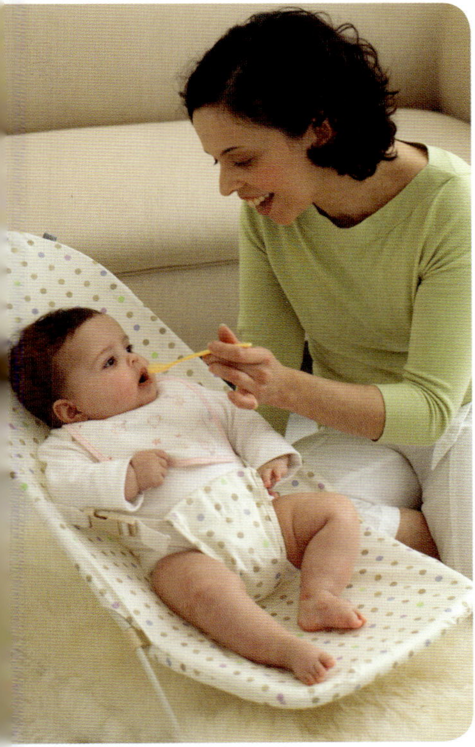

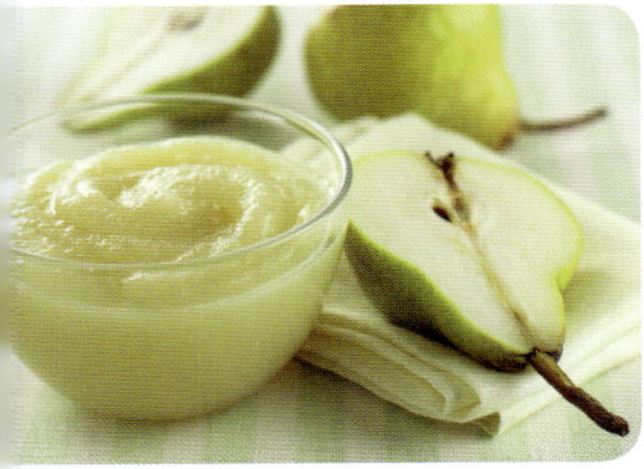

- ○ Petits pois et poire
- ○ Lentilles, céleri et carotte
- ○ Lentille et poivron rouge
- ○ Épinards et pomme de terre
- ○ Navet et pomme de terre
- ○ Myrtille et melon
- ○ Prune et poire
- ○ Melon et mangue
- ○ Papaye et mangue
- ○ Pêche et poire
- ○ Banane et abricot
- ○ Riz et poire
- ○ Framboises et banane

Et lorsqu'il s'y sera fait…

- ○ Fromage, épinards et pomme de terre
- ○ Cabillaud, pomme de terre et carotte
- ○ Carrelet, emmental et navet
- ○ Poulet et patate douce
- ○ Dinde et brocoli
- ○ Mangue et yaourt
- ○ ______________________
- ○ ______________________
- ○ ______________________
- ○ ______________________
- ○ ______________________

Le journal de bord des premiers repas

Le fait de coucher sur le papier ce que bébé mange dans les premiers jours de la conversion et de noter ce qu'il aime ou n'aime pas, ainsi que ses éventuelles réactions, vous permettra de garder trace pour la suite des habitudes alimentaires de votre enfant lorsqu'il était tout petit et de déceler tôt les problèmes qui pourraient survenir.

Aliment	En association avec…	Date	Aime (oui/non)	Réactions inhabituelles (immédiatement/dans les 48 heures)

Aliment	En association avec…	Date	Aime (oui/non)	Réactions inhabituelles (immédiatement/dans les 48 heures)

Des aliments à manger avec les doigts

Il est conseillé de commencer à donner à votre bébé, en plus des purées, des aliments qui l'aideront à développer la motricité dont il aura par la suite besoin pour manger tout seul. Cela l'habituera aussi à différentes saveurs et textures.

Essayez :

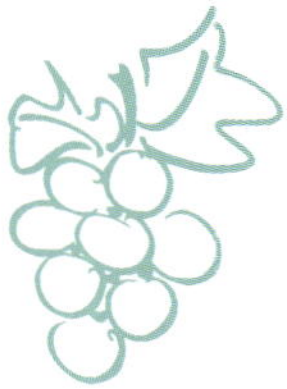

- ○ **Les légumes passés à la vapeur,** tels que carottes, brocoli ou chou-fleur.
- ○ **Les bâtonnets de concombre** (débarrassés des graines).
- ○ **Les petits rectangles de pain de mie légèrement grillés.**
- ○ **Les mini-gâteaux de riz.**
- ○ **Les pâtes très cuites.**
- ○ **Les petits morceaux de fromage.**
- ○ **Les petits morceaux de thon ou de poulet poché.**
- ○ **Les petits morceaux de banane.**
- ○ **Les lamelles de pomme épluchées et débarrassées des pépins.**
- ○ **Les abricots secs.**
- ○ **Les lamelles de pêche, de mangue ou de poire.**
- ○ **Les fraises ou les myrtilles.**
- ○ **Les grains de raisin,** épépinés pour éviter les risque d'étouffement.

Repas sous surveillance

Surveillez votre enfant lorsqu'il mange avec les doigts, car il y a toujours un risque. Au début, comme il n'est pas encore capable de mastiquer, donnez-lui des aliments qu'il peut attaquer avec les gencives. S'il est en difficulté, retirez-lui calmement l'aliment de la bouche et donnez-lui des petites tapes sur le dos.

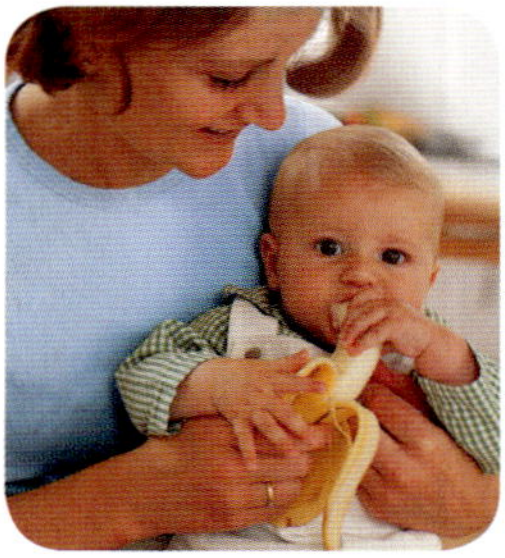

Manger pareil que les grands

Il est bon d'habituer dès le plus jeune âge les bébés à manger comme les autres membres de la famille, de manière à ce qu'ils apprennent à en apprécier les goûts et se sentent partie prenante dans l'expérience sociale du repas familial. En dessous de 1 an, il faut toutefois veiller à ce que les aliments qu'ils consomment ne contiennent pas de sel ajouté.

Suggestion de plats pouvant être réduits en purée :

- **Poulet poché ou cuit à la vapeur avec aromates** (au choix), pommes de terre écrasées et légumes verts.
- **Soupe de légumes racines.**
- **Cabillaud à la vapeur avec épinards et pommes de terre nouvelles.**
- **Boulettes de viande avec la sauce tomate légère et pâtes ou riz** : si la viande est finement hachée et les boulettes petites, bébé peut les manger avec les doigts.
- **Soupe de patate douce, carotte et gingembre.**
- **Gratin de brocoli, poireau et chou-fleur.**
- **Lentilles à l'indienne (dahl) :** cette préparation, que vous aurez soin de passer au mixeur, sera l'occasion pour bébé de découvrir le goût de différentes épices.
- **Croquettes de poisson avec salade d'avocat :** faites de petites boules rondes et fermes (après avoir pris soin de bien retirer toutes les arêtes) que vous passerez rapidement au four ou à la poêle ; les avocats peuvent également être réduits en purée.
- **Hachis Parmentier.**
- **Flocons d'avoine avec purée de fruits frais** (repassez la portion de bébé au mixeur et diluez avec son lait habituel).
- **Poulet et gratin de légumes.**
- **Poulet poché avec abricots, patate douce et raisin**, servi avec du riz ordinaire.
- **Compote pêche-abricot,** avec un yaourt pour vous et dilué avec un peu d'eau pour lui.

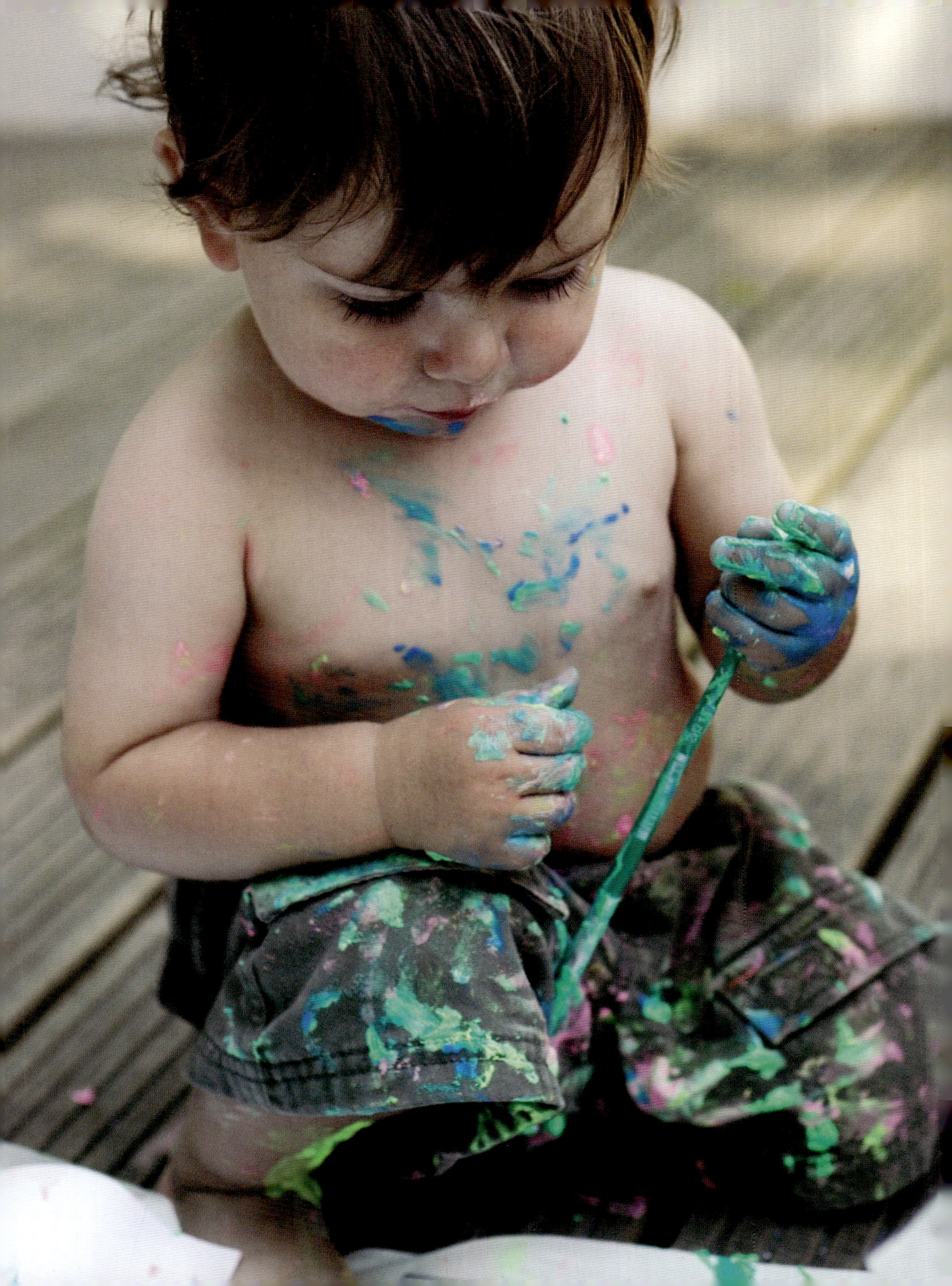

Votre bébé de 9 à 12 mois

Les étapes du développement

À partir de maintenant, les choses s'accélèrent et vous allez peut-être avoir tout d'abord un peu de mal à ne pas vous laisser distancer, car votre bébé marche de mieux en mieux à quatre pattes et commence à vouloir explorer tous les recoins de la maison.

À l'âge de 12 mois, un bébé est en général capable de :

- ○ **Utiliser un gobelet avec aisance.**
- ○ **Porter sa cuillère à la bouche** et commencer à voir ses efforts pour tout manger récompensés.
- ○ **Ramasser des jouets et les laisser tomber** pour voir l'effet que cela produit.
- ○ **Utiliser son pouce et son index** pour prendre en pince les petits objets.
- ○ **Marcher à quatre pattes** avec aisance, en avant et à reculons.
- ○ **Se lever** en s'aidant d'un meuble et rester debout en se tenant.
- ○ **Tourner autour des meubles** en se tenant.
- ○ **Indiquer ce qu'il veut :** prendre votre main s'il veut aller se promener ou lever les bras s'il veut que vous le preniez.
- ○ **Montrer du doigt les choses** sur lesquelles il veut attirer votre attention ou qui l'intéressent.
- ○ **Être sensible aux changements d'intonation,** par exemple la fermeté dans un « non », et réagir en conséquence.
- ○ **Peut-être comprendre le mot « non »**, mais pas obéir à son seul énoncé.
- ○ **Reconnaître quelques mots familiers**, comme « au revoir » ou « lait ».
- ○ **Reconnaître son prénom lorsqu'on l'appelle.**
- ○ **Vous imiter :** en se servant de sa cuillère, de sa tasse, en faisant semblant de parler ou de téléphoner, ou bien faire coucou de la main pour dire au revoir.
- ○ **Mettre des objets dans des boîtes et les en retirer avec facilité.**
- ○ **Manifester de l'intérêt pour les images et les livres.**
- ○ **Peut-être utiliser les mots « maman » et « papa »** comme il faut.
- ○ **Participer à des jeux.**
- ○ **Jouer à se cacher avec les mains ou tapez dans ses mains sur certaines comptines.**

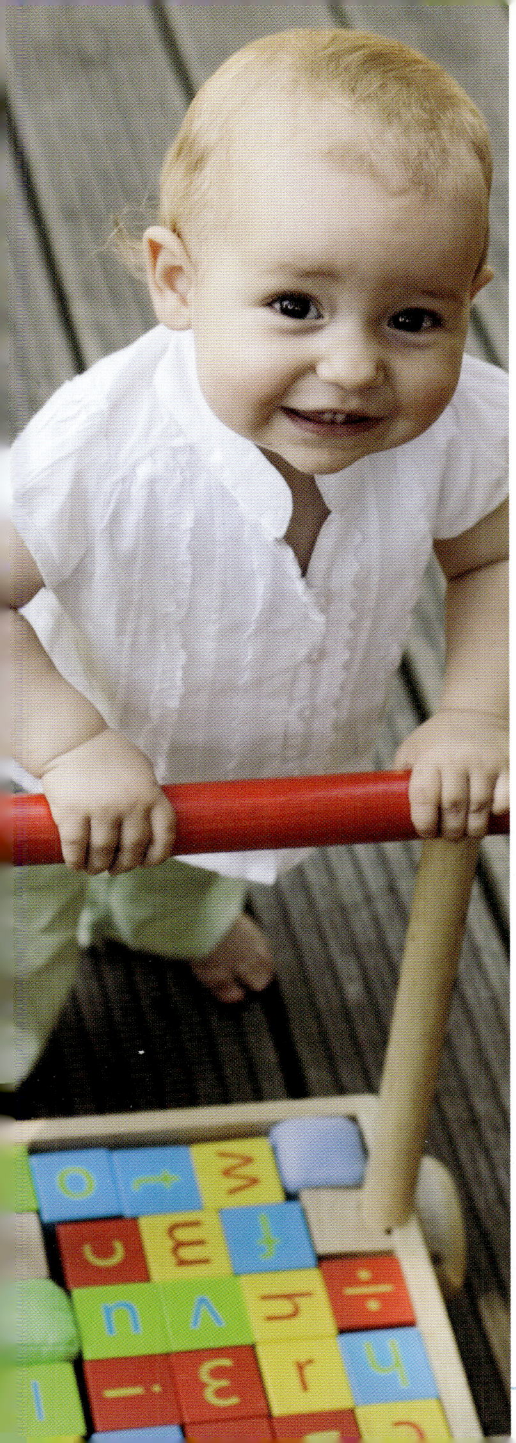

Votre bébé est maintenant prêt pour…

- ○ **Manger comme les autres membres de la famille**, ce qui lui plaira et l'incitera à manger plus varié.
- ○ **Un nouveau siège-auto.**
- ○ **Un grand nombre d'activités en extérieur**, par exemple des balançoires à ressorts adaptées ou le bac à sable.
- ○ **Des aliments contenant davantage de morceaux** (hachés plutôt que réduits en purée).
- ○ **Des conversations :** il vous répondra en babillant et s'arrêtera pour attendre votre réponse.
- ○ **Une fête d'anniversaire…** et des cadeaux à ouvrir.
- ○ ______________________________
- ○ ______________________________
- ○ ______________________________
- ○ ______________________________
- ○ ______________________________

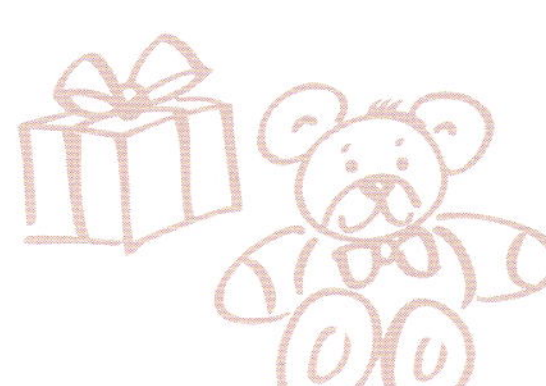

Les meilleurs jeux et activités

Maintenant qu'il crapahute, votre bébé voit le monde différemment. Sa curiosité est éveillée au maximum et il n'a qu'une chose en tête : explorer les environs. Il peut désormais distinguer entre les différents types d'objets et cherche après ses jouets.

Les meilleurs jouets

- **Les jouets que le bébé peut pousser devant lui** en se promenant conviennent maintenant parfaitement et lui permettront de gagner en rapidité et en adresse à l'approche de son premier anniversaire.
- **Les jouets à trier**, tels que trieur de formes ou grosses perles à imbriquer.
- **Les balles** lui plaisent toujours autant : il ira maintenant les chercher lorsqu'elles roulent au loin et essaiera même peut-être de les lancer.
- **Les jouets de plage :** votre bébé ne se lassera pas de remplir des seaux, de les vider et de transformer les alentours en un mini-champ de bataille.
- **Les versions miniatures de « jouets d'adultes »**, tels qu'un faux téléphone, lui plairont beaucoup, car c'est l'âge où les enfants aiment imiter leurs parents et les personnes qui s'occupent d'eux.
- **Les jouets interactifs**, tels que les jouets surprises et les livres qui réagissent lorsqu'on appuie sur un bouton, suscitent un intérêt redoublé.
- **Les cubes ou boîtes en bois ou plastique** sont parfaits et, à 12 mois, votre bébé sera normalement capable de les empiler avec aisance.
- **Des petits objets à ramasser et une grosse boîte pour les mettre dedans**, car bébé maîtrise maintenant la prise en pince.
- **Des puzzles en bois avec boutons** pour placer les pièces et les enlever.

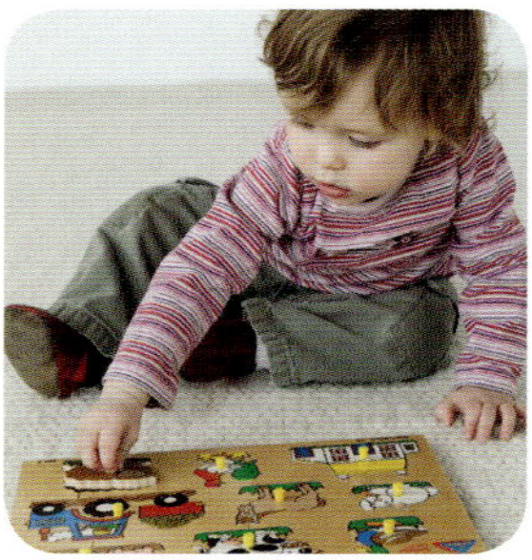

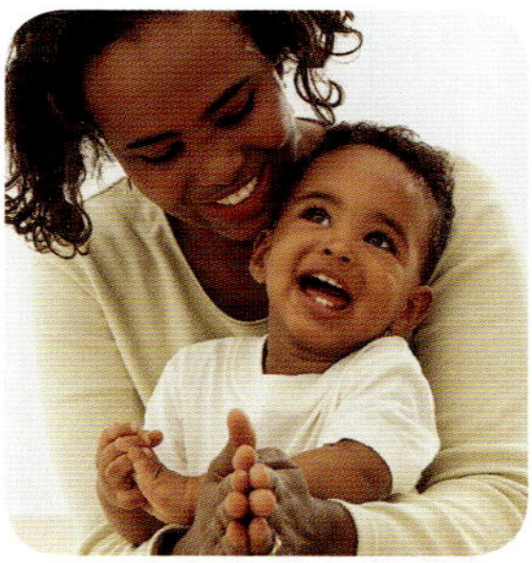

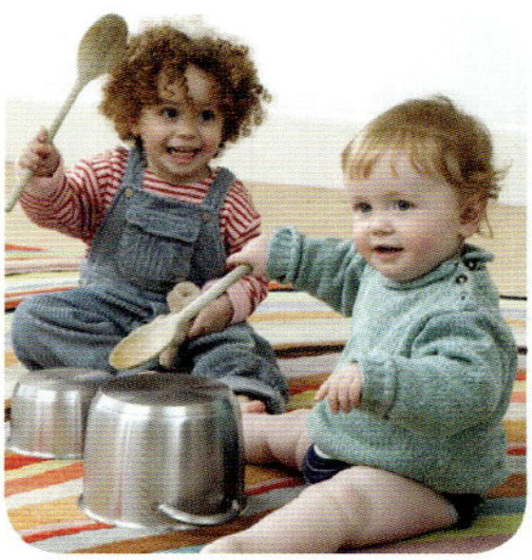

- **Des jouets avec une ficelle sur laquelle tirer**, car bébé peut maintenant saisir et tirer assez facilement : choisissez par exemple un jouet qui grimpe le long de sa corde ou joue un air de musique quand on tire dessus.
- **Tous les jouets musicaux ont du succès** : clochettes, maracas et même tambour occuperont bébé et lui permettront d'améliorer sa coordination ainsi que son sens du rythme.

L'heure des jeux

- **Laissez bébé explorer et satisfaire sa curiosité** : ouvrir les armoires, vider les tiroirs et sortir tous ses jouets du panier.
- **Aidez-le à bâtir des tours**, puis à les démolir d'un coup.
- **Remplissez des bassines et des boîtes à chaussures** de jouets et laissez-le les examiner, puis videz et remplissez à nouveau les récipients.
- **Lorsque bébé désigne quelque chose du doigt,** dites-lui comment ça s'appelle : il sera très content de connaître le nom des objets familiers et cela élargira son vocabulaire.
- **Mettez-vous par terre et poursuivez-le** lorsqu'il marche à quatre pattes.
- **Choisissez des livres avec lesquels il peut interagir**, et jouez avec les images (couvrez par exemple les yeux de la vache ou demandez à bébé de chatouiller le cochon).
- **Faites-lui les cris des animaux** et voyez s'il peut vous imiter.
- **Chanter et danser** est une nouvelle activité que vous pouvez essayer : chantez ses comptines préférées en frappant des mains et incitez-le à faire comme vous.

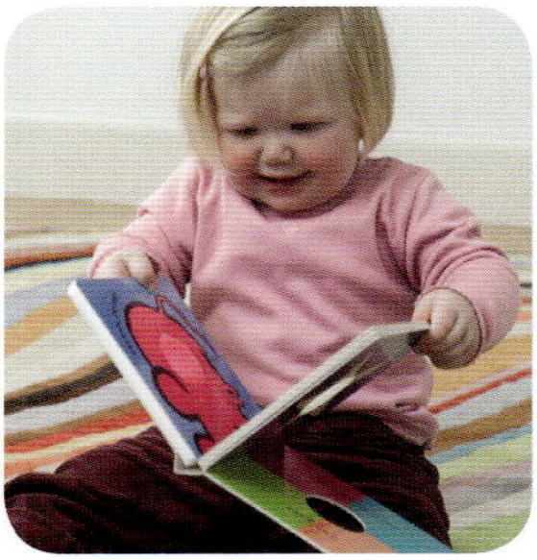
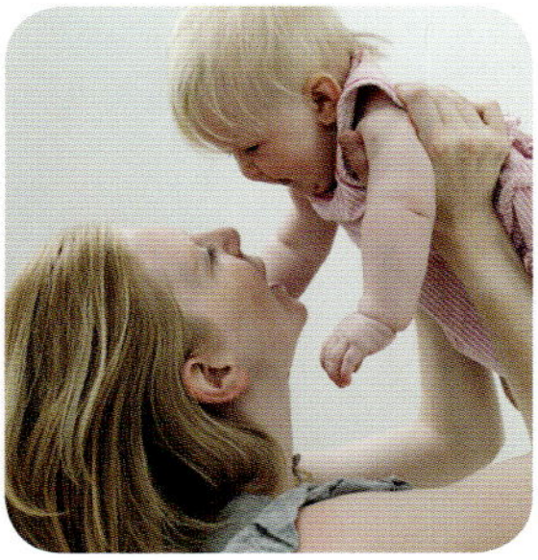
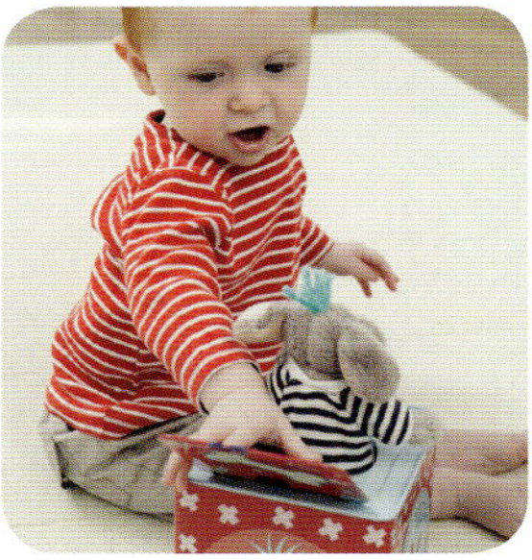

Les vêtements et accessoires indispensables

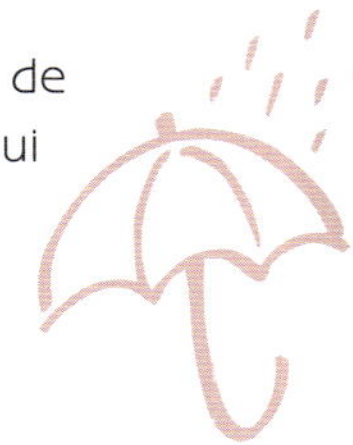

Le jour approche où votre bébé sera prêt pour sa première paire de chaussures, et sa croissance rapide va peut-être vous obliger à lui refaire une garde-robe complète. Peut-être certains accessoires, également devenus trop étriqués, devront-ils être remplacés.

Les vêtements

- ○ **Maintenant qu'il crapahute, votre bébé va avoir besoin de vêtements résistants, faciles à laver et pas trop clairs** (moins salissants).
- ○ **Choisissez des vêtements dans des couleurs assorties** de manière à pouvoir les marier facilement et que tout soit porté.
- ○ **Votre bébé va commencer à vouloir ressembler à papa et maman :** il lui faudra donc peut-être une jolie robe ou un jean et des chaussettes…
- ○ **Il aura besoin de deux ou trois pyjamas sans pieds :** le fait d'être pieds nus permet de garder plus facilement l'équilibre, et il appréciera.
- ○ **Une veste d'hiver chaude et imperméable** est maintenant indispensable, car, à chaque fois qu'il en aura l'occasion, votre bébé s'échappera de l'espace confiné de sa poussette.
- ○ **Une fois l'hiver venu**, achetez-lui des gants que vous attacherez au manteau avec un clip en plastique.
- ○ **Un ou deux pantalons en toile grossière**, comme du jean, et quelques pantalons de jogging sont l'équipement idéal pour un bébé en pleine croissance et de plus en plus mobile, qu'il s'agisse d'un garçon ou d'une fille.
- ○ **Des pantalons de survêtement et des maillots à col large** (évitez tout ce qui se ferme avec des boutons ou des liens, car bébé ne restera pas tranquille suffisamment longtemps pour les lui attacher).

L'épreuve des escaliers

Le fait d'avoir installé une barrière de sécurité n'empêche pas que votre bébé va devoir apprendre à se servir des escaliers : aidez-le à se hisser de marche en marche, puis à redescendre en se laissant glisser sur les fesses.

- ○ **Des chaussettes antidérapantes** aideront votre bébé à faire quelques pas sans glisser ; laissez-le également pieds nus s'il fait suffisamment chaud.

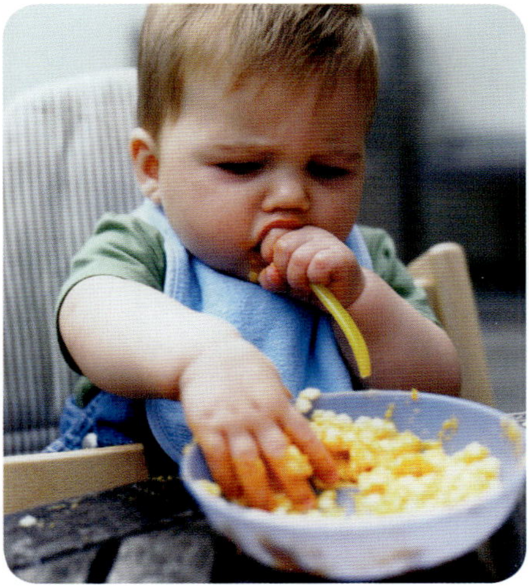

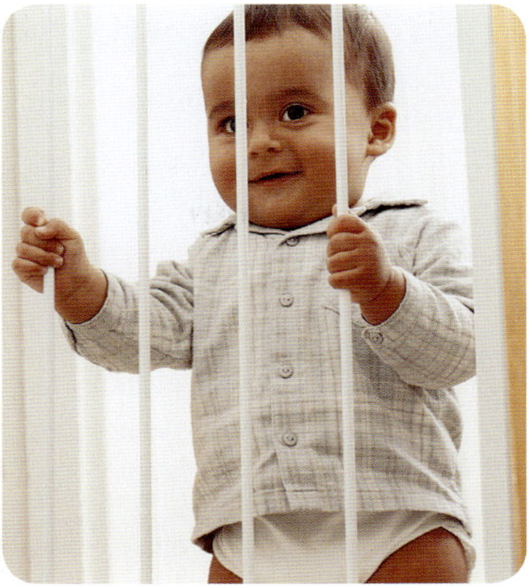

Les accessoires

- **Les équipements de sécurité sont maintenant indispensables** : assurez-vous que tous les placards et tiroirs dont le contenu peut présenter un danger ferment à clés ou, à défaut, sont équipés d'un cadenas ; cela peut aussi valoir pour le réfrigérateur.
- **Investissez dans de bonnes barrières de sécurité** pour le haut et le bas des escaliers si ceux-ci comptent plus de trois marches.
- **Passez les environs immédiats de votre maison au peigne fin** et sécurisez tout ce qui doit l'être avec les équipements appropriés (voir page 115).
- **Maintenant que votre bébé tient sur ses jambes,** vous allez devoir abaisser la base de son lit afin qu'il ne puisse pas escalader les barreaux et tomber.
- **Il est désormais prêt à se servir de ses propres couverts** – pour bébé s'entend – et appréciera de pouvoir faire comme papa et maman.
- **À partir de ce stade, le porte-bébé dorsal est plus pratique**, car votre bébé devient trop lourd pour être porté sur le devant.
- **Vers 9 mois, vous pouvez envisager de passer au siège-auto deuxième âge** ; vérifiez le mode d'emploi pour être certaine que celui que vous utilisez actuellement n'est pas déjà trop petit.
- ....

Le premier anniversaire de votre bébé

Le premier anniversaire de votre bébé est un grand événement à l'occasion duquel vous aurez peut-être envie d'organiser un petit quelque chose. Toutefois, ne soyez pas étonnée s'il ne manifeste pas beaucoup d'intérêt à ce qui se passe ou s'il trouve les emballages plus intéressants que les cadeaux eux-mêmes.

- **Faites simple** : vous ne profiterez pas de la fête si vous passez votre temps à servir des petits-fours.
- **Limitez le nombre d'invités** : à cet âge, la plupart des bébés souffrent d'angoisse de séparation et ont peur des étrangers (voir page 184), aussi une grande réunion risquerait de lui causer plus de désarroi que de plaisir.
- **Prévoyez quelque chose de court** : votre bébé ne peut maintenir son attention plus d'une heure à une heure et demie.
- **Fixez le début de la fête une demi-heure après l'heure à laquelle il se réveille habituellement de sa sieste**, de sorte qu'il soit reposé et pas trop grognon.
- **Laissez tomber l'idée de la fête à thème et des jeux :** votre bébé ne s'y intéressera pas du tout et vous risqueriez d'avoir fait tout cela pour rien.

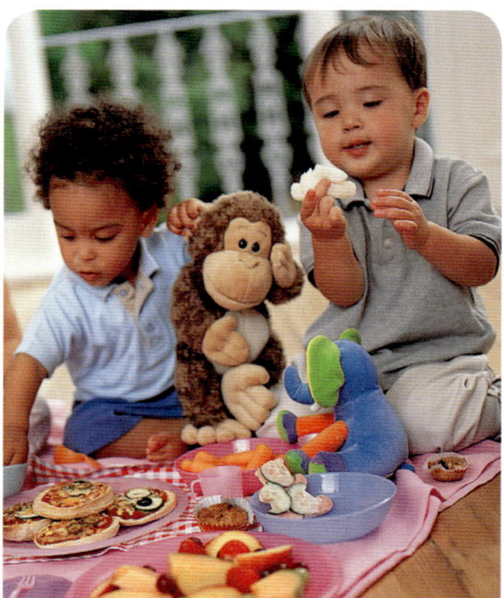

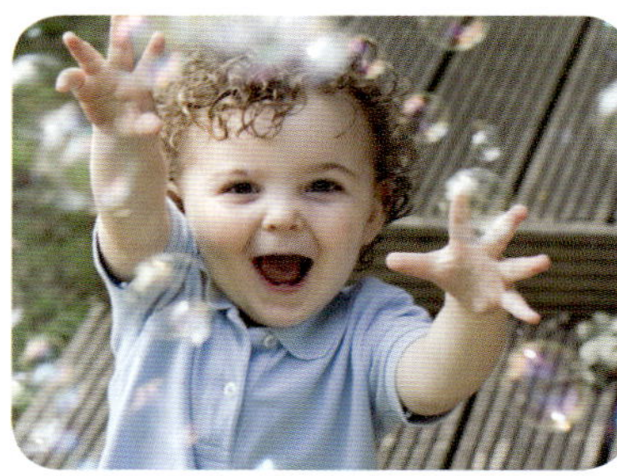

Comité restreint

Invitez uniquement une poignée de parents ou amis que bébé connaît bien, de manière à ce qu'il ne se sente pas submergé.

- **Prévoyez des distractions pour les enfants** : vous pourrez sans vous ruiner les maintenir captivés durant toute la fête, en leur proposant par exemple de quoi faire des bulles de savon.
- **Les ballons gonflables peuvent être amusants**, mais attachez-les hors de portée des enfants de sorte qu'ils ne puissent pas les faire exploser ou s'étouffer avec s'ils sont dégonflés ; le mieux est encore de choisir des ballons gonflés à l'hélium sans ficelle afin qu'ils ne puissent pas les attraper.
- **Veillez à ce que votre bébé ait bu et mangé** avant l'arrivée des invités, car même les aliments les plus adaptés ne lui diront probablement rien au milieu de cette ambiance de fête.
- **Laissez-le ouvrir lui-même ses cadeaux** : ce sera pour lui le point d'orgue de la journée, ne serait-ce que du fait des papiers colorés et des bruits de froissement.
- **Prévoyez peut-être un petit sac avec des bricoles et des bonbons pour les enfants** un peu plus âgés, mais une petite balle flambant neuve suffira à ravir les camarades du même âge que votre bébé.
- **Faites attention aux sucreries** : souvent les tout-petits n'ont pas encore l'habitude du sucre et cela peut les rendre indisposés et irritables.
- **Vous pouvez déroger à cette règle** en concoctant une magnifique gelée de fruits, dont l'aspect et la consistance raviront les petits, avec un moule représentant par exemple un animal que votre bébé aime bien, si vous mettez moitié eau et moitié jus de fruits.
- **Il faut en tout cas absolument lui préparer un gâteau** dans la forme de quelque chose qu'il peut reconnaître – un animal, par exemple, ou un jouet.
- **Prévoyez de l'eau pour les petits** (la plupart des bébés présents auront avec eux leur propre gobelet) et des aliments amusants à manger avec les doigts (voir page 164).
- **Si quelqu'un vous demande ce qu'il peut apporter comme cadeau, suggérez-lui un livre** : cela ne coûte pas très cher et c'est une bonne façon d'enrichir la bibliothèque de votre bébé.
- **Si papi et mamie veulent se montrer plus généreux**, vous pouvez peut-être leur suggérer d'offrir à votre bébé son premier jouet à chevaucher, qui l'occupera probablement pour le restant de la journée.
- **N'oubliez pas l'appareil photo** pour immortaliser ce grand jour.
- **Prenez une photo de chaque invité** et scotchez-les dans l'album de votre bébé ; vous serez ensuite étonnée de constater combien les premiers petits camarades ont été vite oubliés après qu'il aura un peu grandi et se sera fait son propre cercle d'amis.

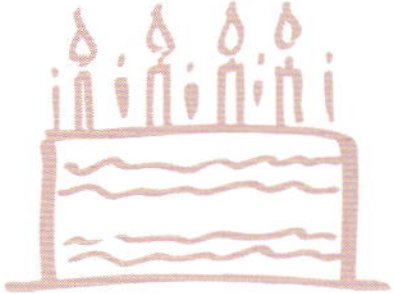

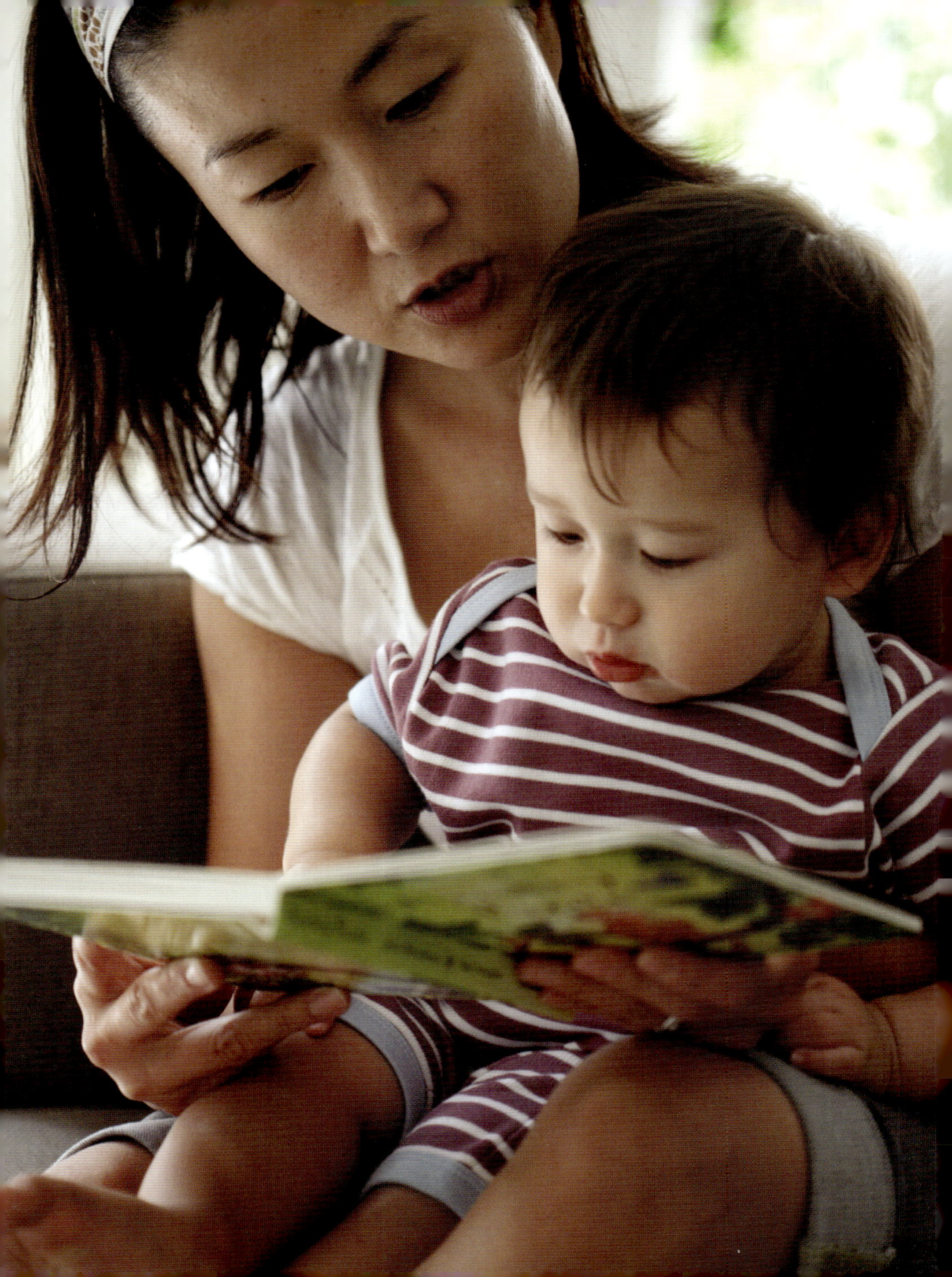

Le retour au travail

Se préparer à la reprise

Même la « business woman » la plus acharnée ne manquera pas de se sentir toute chose lorsqu'elle quittera son bébé pour la première fois pour retourner travailler, et les circonstances peuvent faire que cela se produise plus tôt que vous ne le souhaiteriez. Voici quelques conseils pour vous préparer à la reprise et aux premières semaines de la vie d'une maman qui travaille.

- **Reprendre le travail ne signifie pas qu'il faille nécessairement cesser d'allaiter** : voyez si vous pouvez avoir accès à un espace calme pour tirer votre lait et à un réfrigérateur pour le stocker.
- **Commencez à exprimer votre lait avant la reprise** et remplissez votre congélateur : le lait maternel congelé se garde plusieurs mois dans une bouteille stérilisée et hermétiquement fermée.
- **Cherchez une place en crèche, une nourrice ou une assistante maternelle assez longtemps à l'avance** (voir pages 181-183) et demandez à faire plusieurs séances d'essai : si votre bébé a été préparé, il fera moins de difficultés le jour où vous devrez le quitter pour votre premier jour de reprise.
- **Reprenez contact avec votre chef et vos collègues** une semaine ou deux avant la date officielle de votre retour : cela vous permettra de savoir ce qui s'est passé durant votre absence et de ne pas avoir l'impression de débarquer.
- **Présentez votre bébé à vos collègues quelques semaines avant de reprendre**, par exemple à l'heure du déjeuner : c'est une façon de leur rappeler pourquoi vous n'étiez pas là et d'apaiser leurs éventuelles rancœurs.
- **Voyez si vous ne pouvez pas reprendre plutôt un mercredi ou un jeudi**, de manière à ne pas avoir à faire dès le départ une semaine complète.
- **Une fois le travail repris, essayez de faire parfaitement tout ce que vous avez à faire**, car il y a toujours des gens qui vivent mal le fait qu'une femme soit absente pour cause de maternité et sautent ensuite sur toutes les occasions pour dire qu'on ne peut pas tout faire.
- **Essayez de compartimenter** : prévoyez un coup de fil à heure fixe à la personne qui s'occupe de votre enfant pour voir si tout va bien, puis replongez-vous dans votre travail.
- **Enfin, prenez soin de vous** : avoir à concilier un enfant, une maison à tenir et un travail peut s'avérer épuisant ; alors pensez à faire régulièrement des pauses, à bien vous hydrater tout au long de la journée et à manger correctement.

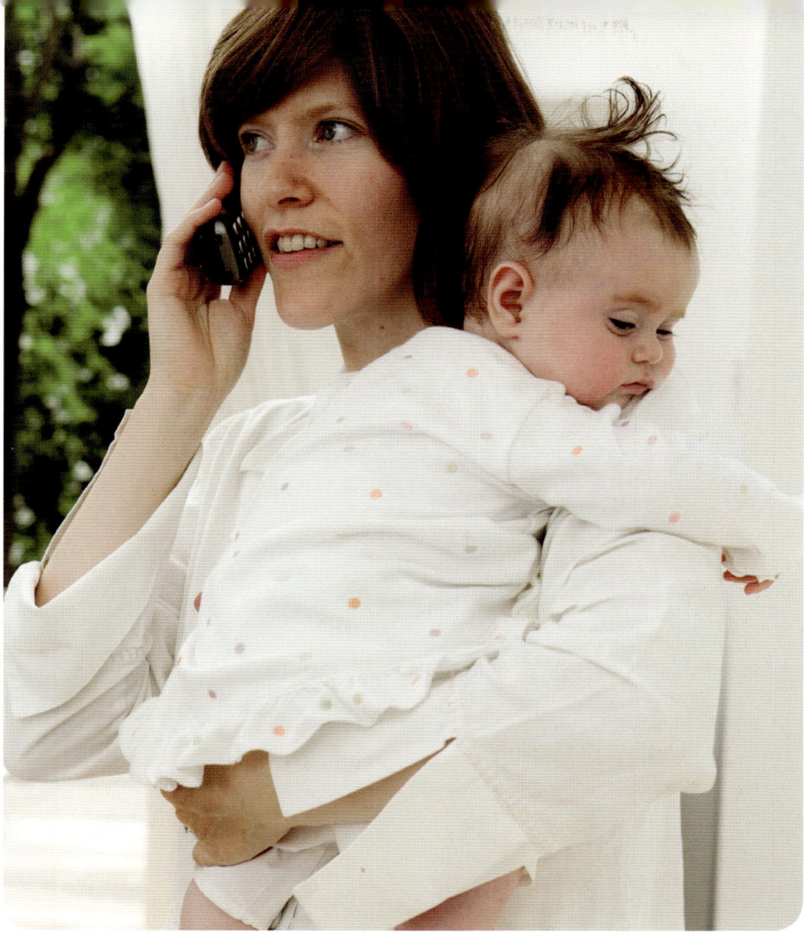

Options possibles

Travailler tout d'abord à mi-temps ou à temps partiel peut être une très bonne solution pour les femmes qui veulent ou doivent travailler, mais qui en même temps souhaitent passer du temps avec leur bébé les premières années. Le télétravail est une autre possibilité, à condition de pouvoir se concentrer suffisamment durant les heures convenues et être assez disciplinée pour rendre à temps ce que l'on s'est engagée à faire. On se retrouve facilement accaparée par la vie familiale et/ou professionnelle, et tout le monde finit par en pâtir. Définissez clairement votre emploi du temps et veillez à bien tenir le rôle de maman quand vous êtes avec votre bébé et celui de professionnelle quand vous travaillez.

Quelques conseils de « survie » pour les mamans qui travaillent

Il n'est pas facile de trouver le bon équilibre entre vie de famille et vie professionnelle, même en période normale. Alors quand s'ajoute à cela un bébé, le problème peut devenir franchement épineux. Il y a cependant quantité de façons pour faire en sorte non seulement de « survivre », mais même de s'épanouir !

- **N'essayez pas de vous prendre pour Superwoman** : vous ne pourrez pas être parfaite en tout, et si le ménage reste en plan ou que votre bébé n'a pas eu son bain un soir, ou bien encore que vous préférez mettre un DVD plutôt que de passer la soirée à le stimuler, ce ne sera pas la fin du monde.
- **Traitez avec égards la personne qui s'occupe de votre bébé** : vous avez besoin d'elle et il est important pour votre enfant qu'elle prenne plaisir à faire ce qu'elle fait.
- **Apprenez à dire non** : mettez votre bébé, votre famille et votre travail en tête de vos priorités, et voyez ce qui, pour le reste, fait vraiment sens et améliore votre qualité de vie ; dites non à tout ce que l'on fait plutôt par obligation que par plaisir.
- **Ne culpabilisez pas** : beaucoup de femmes préfèrent ne pas reprendre le travail tout de suite, mais si vous ne pouvez pas faire autrement, acceptez la situation et faites du mieux que vous pouvez.
- **Prenez soin de vous** : une maman épuisée, qui ne s'alimente pas correctement ou dépassée par les événements n'est pas bonne à grand-chose ; faire attention à vous est donc important.
- **Soignez votre relation** : le papa est également partie prenante et a besoin de beaucoup d'amour, d'égards et d'un peu de temps.
- **Prévoyez toujours un plan B** : les choses ont la fâcheuse habitude de ne jamais se passer tout à fait comme prévu, et le fait d'avoir une solution de rechange peut vous faciliter grandement la vie.
- **Fixez des limites claires au travail** : si auparavant vous ne comptiez pas vos heures, cela n'est plus possible ; le fait pour vos collègues de savoir dès le départ à quoi s'en tenir évitera tout malentendu.
- **Cherchez du soutien auprès d'autres mamans qui travaillent** : elles pourront vous donner des conseils et des idées pour assurer au quotidien et faire face aux crises ; il est toujours bon de se constituer un réseau.
- **Partagez le travail à la maison** : répartissez les tâches domestiques et les gardes avec votre compagnon, de façon à avoir chacun des breaks.

Le choix d'une crèche

Les places en crèche sont rares, surtout dans les bonnes, et trouver celle qui convient pour vos besoins et ceux de votre enfant peut prendre un certain temps. Aussi mettez-vous à chercher dès que vous savez quand vous allez reprendre le travail ; dans certaines grandes villes, mieux vaut même se renseigner avant même d'avoir accouché.

Les critères de choix :

- ○ **Un nombre faible d'enfants par auxiliaire** : en France, le ratio maximum est de 1 adulte pour 5 enfants qui ne marchent pas et 1 adulte pour 8 enfants qui marchent.
- ○ **Une séparation nette des « grands » et des « petits »**, ce qui permet à votre bébé de bénéficier des soins dont il a besoin sans être dérangé par les bébés plus âgés.
- ○ **Une politique réglementaire** en accord avec vos propres convictions.
- ○ **Une équipe permanente**, rompue aux soins de première urgence, ayant une bonne expérience des maladies infantiles et sachant prodiguer les soins médicaux courants.
- ○ **Une équipe bien formée avec mises à niveau régulières**, des connaissances en nutrition, développement et problèmes propres aux enfants.
- ○ **Une équipe chaleureuse, aimable et attentive**, qui manifeste clairement son intérêt pour les enfants.
- ○ **Un membre du personnel désigné pour être responsable de chaque enfant.**
- ○ **Des règles de sécurité strictes**, et pas seulement sur le papier.
- ○ **Beaucoup de sources de stimulations** adaptées à l'âge de votre bébé.
- ○ **Une bonne sélection de jouets propres et en bon état** ainsi que des livres pour tout-petits.
- ○ **Un endroit tranquille pour la sieste** et un réfectoire propre.
- ○ **Une politique d'information des parents** sur les progrès de leurs enfants au jour le jour.
- ○ **Une bonne politique portes ouvertes** permettant aux parents de venir à l'improviste et de se sentir toujours les bienvenus.
- ○ **Un rapport d'inspection élogieux ou un bon bouche-à-oreille** : les parents ne mentent pas sur la qualité d'une crèche.
- ○ **Surtout, fiez-vous à votre instinct :** si vous voyez des bébés heureux et une équipe chaleureuse, vous avez probablement frappé à la bonne porte.

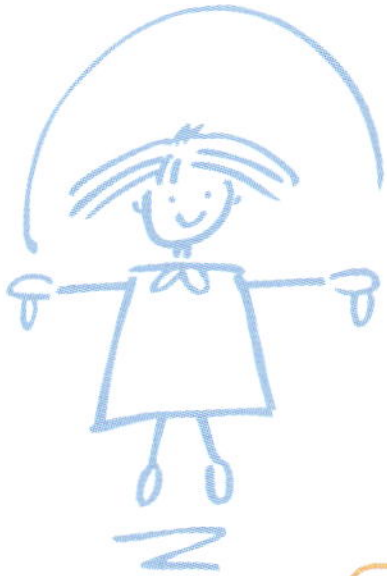

Le choix d'une nourrice

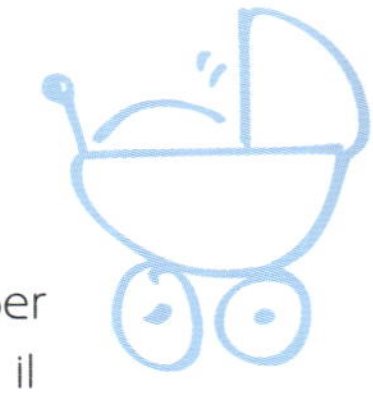

Il peut être assez angoissant de laisser quelqu'un d'autre s'occuper de votre bébé à votre place. Pour éviter les mauvaises surprises, il est important de rencontrer suffisamment à l'avance les candidates et de chercher à voir à qui vous avez affaire. Une fois les entretiens réalisés, fiez-vous à votre instinct. Il est rare qu'il vous trompe.

- **Faites un descriptif complet du poste à pourvoir**, comportant chacun des aspects des soins quotidiens et les choses que vous aimeriez voir réalisées.
- **Rédigez votre descriptif sous forme de liste à puces** de manière à pouvoir passer en revue tous les points et inscrire dans la marge les retours, idées et remarques.
- **Faites en sorte que votre bébé soit présent et éveillé lors des entretiens :** la candidate doit se montrer intéressée, prête à jouer et affectueuse.
- **Demandez à voir son brevet de secourisme**, son certificat d'aptitude professionnelle petite enfance, ses diplômes et son permis de conduire.
- **Exigez plusieurs lettres de références** de particuliers et de professionnels.
- **Ses connaissances de base en puériculture et en matière de développement infantile** doivent être à jour et ses vues correspondre aux vôtres.
- **Elle doit avoir plein d'idées sur la façon de stimuler un bébé.**
- **Elle doit avoir la même approche que vous quant à l'alimentation et à la planification des repas**, ou en tout cas se montrer prête à adopter votre façon de voir.
- **Il faut absolument qu'elle partage votre point de vue sur les questions de discipline.**
- **Les qualités d'organisation sont primordiales**, car il faudra qu'elle garde trace de tout ce qui se produit dans la vie quotidienne de votre bébé.
- **Demandez-lui où elle se voit dans cinq ans :** le suivi des relations est important pour les enfants en bas âge.
- **Demandez quels sont à son avis ses points forts et ses points faibles**, et méfiez-vous si elle vous répond qu'elle n'a pas de points faibles.
- **Assurez-vous de sa souplesse** par rapport aux horaires, car il faut qu'elle puisse faire des heures supplémentaires de temps à autre ou prendre ses congés aux mêmes dates que vous.

Le choix d'une assistante maternelle

Confier son bébé à une assistante maternelle peut être une solution, que l'on n'ait pas pu obtenir de place en crèche ou que l'on préfère une ambiance plus familiale. Ce sera pour lui l'occasion de commencer à se socialiser au contact d'un ou deux autres enfants en bas âge. Voici ce à quoi vous devez être attentifs :

- **Un agrément du service de la Protection maternelle et infantile en bonne et due forme**, qui doit être renouvelé tous les cinq ans, et des lettres de références d'autres parents.
- **Le nombre d'enfant**, qui ne doit pas excéder trois.
- **Une attitude aimable et chaleureuse**, et un intérêt évident pour les enfants.
- **Des idées** pour stimuler les enfants et surveiller leur développement.
- **Une maison propre, accueillante et non-fumeuse.**
- **Des règles concernant la télévision** qui correspondent aux vôtres.
- **Une connaissance et une expérience des premiers secours.**
- **Une approche similaire à la vôtre quant à la discipline, l'alimentation et l'apprentissage du pot.**
- **La signature d'un contrat de travail** comportant des clauses précises quant aux obligations des deux parties : rémunération, horaires, congés, etc., et aux modalités d'accueil : soins prodigués, sorties, etc.
- **De la souplesse,** de manière à ne pas être embêtée si un jour vous terminez plus tard ou commencez plus tôt que d'habitude.

Le suivi

Demandez à l'assistante maternelle de prendre chaque jour quelques notes sur ce que votre bébé a fait dans la journée, ce qu'il a mangé, ce avec quoi il a joué, quand il a dormi et pendant combien de temps.

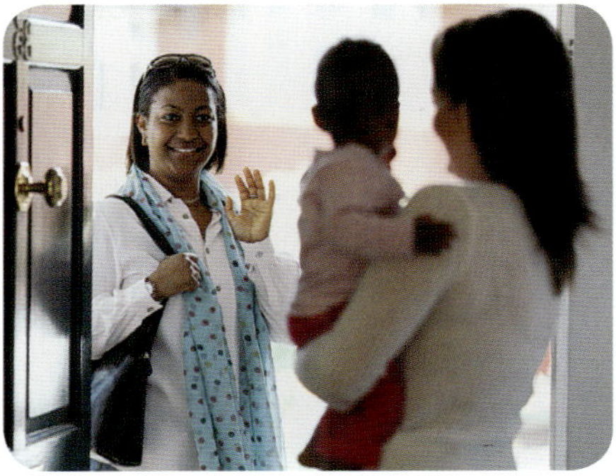

Calmer l'angoisse de séparation

L'angoisse de séparation apparaît normalement vers le septième mois, une fois que l'enfant a développé un attachement fort à la principale personne qui s'occupe de lui – généralement sa mère. Il existe cependant de nombreux moyens pour calmer l'angoisse de séparation et rendre l'expérience plus positive pour vous et pour votre bébé.

- **Ne changez pas vos plans pour éviter les séparations** lorsque votre bébé est encore petit : il faut qu'il s'habitue tôt à ce que d'autres personnes s'occupent de temps à autre de lui.
- **Vous pouvez essayer de quitter sa chambre** pendant quelques secondes, puis de réapparaître : c'est une façon de lui montrer que vous pouvez vous absenter sans disparaître définitivement.

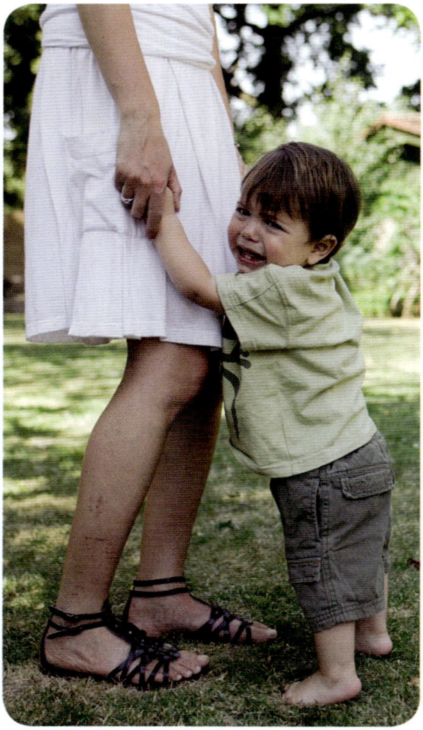

Soyez indulgente

Souvenez-vous que la culpabilité est un sentiment négatif, capable de miner votre confiance en vous et la relation à votre enfant. Toutes les mamans souffrent de temps à autre du « syndrome de la mère indigne ». Il faut l'accepter comme partie intégrante de la maternité et faire un effort conscient pour vous louer de parvenir à mener de front tellement de choses. Vous faites de votre mieux et accomplissez à n'en pas douter des exploits. Alors ayez foi dans le fait que le mode de vie d'une maman qui travaille n'empêche pas que vous puissiez, vous et votre bébé, être parfaitement heureux.

- **Lorsque vous faites appel à une baby-sitter (ou une nounou) qu'il ne connaît pas**, prenez le temps de faire les présentations et de rester encore un moment avant de partir.
- **Donnez-lui des objets transitionnels**, comme son nounours ou son doudou, afin que la séparation soit moins douloureuse ; le fait de laisser une écharpe ou un T-shirt imprégnés de votre odeur peut aussi aider à faire accepter la transition.
- **Efforcez-vous de ne pas prendre le désarroi de votre bébé à la légère** : réconfortez-le et rassurez-le ; dites-lui que vous savez qu'il est triste, mais que vous l'aimez et que vous serez bientôt de retour.
- **N'oubliez pas de lui dire au revoir** : le fait de ne plus vous voir rend votre bébé inquiet ; si vous lui dites au revoir, il comprendra rapidement que cela veut dire que vous partez et il commencera aussi à se souvenir qu'à chaque fois vous êtes revenue.
- **Ne soyez pas surprise si votre bébé manifeste le besoin d'être rassuré** avant et après chaque séparation : consacrez-y un peu de temps.
- **Soyez chaleureuse avec la personne qui s'occupe de votre bébé** et n'hésitez pas à la complimenter : meilleurs seront les rapports entre vous, mieux votre bébé se sentira avec elle.
- **Prenez un air joyeux** quand vous emmenez votre bébé à la crèche ou que la nourrice est sur le point d'arriver ; si vous êtes positive, votre bébé le prendra comme un signe et ne tardera pas à faire comme vous.
- **De même, efforcez-vous de ne pas pleurer ou paraître angoissée** : s'il sent que quelque chose ne va pas, son désarroi n'en sera que plus grand ; vous devez aller travailler, et il va faire plein de choses et beaucoup s'amuser en votre absence.
- **Essayez autant que faire se peut d'être à l'heure** quand vous rentrez le soir : si vous n'apparaissez pas quand il s'y attend (si par exemple c'est vous qui lui donnez le bain ou son repas du soir), il peut être inquiet et méfiant.
- **Souvenez-vous que vous pouvez vous aussi souffrir d'angoisse de séparation** : rassurez-vous en vous disant que vous avez trouvé une bonne nourrice en qui vous pouvez avoir confiance, et que votre bébé est en sécurité et heureux avec elle.
- ....

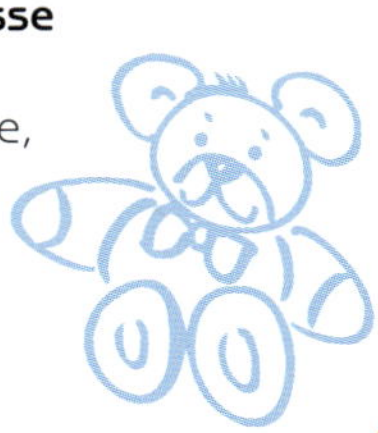

Gérer le problème des congés et des maladies

Même les meilleurs arrangements en matière de garde d'enfant ne mettent pas à l'abri des imprévus. Votre bébé peut tomber malade ou la nourrice être obligée de s'absenter quelques jours pour un cas de force majeure. Aussi est-il bon de mettre d'avance sur pied des plans d'urgence qui pourront vous permettre de surmonter les périodes où vous n'avez personne pour s'occuper de votre bébé.

- **Tous les enfants tombent malades**, et les bébés et enfants en bas âge sont particulièrement fragiles du fait de leur système immunitaire encore immature : prenez connaissance de la politique suivie par la crèche ou l'assistante maternelle en matière de maladies infantiles.
- **Gardez présent à l'esprit que la nounou ou l'assistante maternelle a droit à des vacances** (et à des congés payés) : aussi mieux vaut se mettre d'accord dès le départ sur ses périodes de congés.
- **Voyez avec votre employeur** ce que prévoit la convention collective en cas d'absence pour enfant malade : le code du travail autorise trois jours d'absence par an non rémunérés.
- **Voyez si vous pouvez travailler de chez vous** lorsque votre enfant est malade : pour cela, il est bon de créer un accès à distance avec l'ordinateur du bureau et d'avoir toujours quelque chose que vous pouvez continuer à faire de chez vous au cas où.
- **Le télétravail est une bonne solution pour les périodes de maladie prolongées** ou pour pouvoir rester à la maison lorsque la nounou ou l'assistante maternelle est en congés.
- **En France, tout salarié peut, si l'employeur en est d'accord, bénéficier de congés sans soldes** : mais ce n'est pas parce que c'est un droit que vos collègues seront ravis. En cas de maladie longue, vous pouvez demander un congé de présence parentale, qui donne droit à une allocation de la CAF.
- **Voyez si vous ne pouvez pas vous relayer avec le papa pour garder votre bébé.**
- **Constituez-vous un réseau d'amis ou de parents** susceptibles de venir au pied levé.
- **Voyez s'il n'y a pas une autre maman avec laquelle vous pourriez vous mettre d'accord** par avance pour profiter le cas échéant de sa nounou ou de sa jeune fille au pair et réciproquement.

- **Assurez-vous d'un réseau de soutien solide**, aussi bien au travail qu'avec les autres mamans de la crèche : il est plus facile de faire des échanges ou de demander service lorsqu'on se connaît bien.
- **N'hésitez pas à demander un service** ; nous sommes conditionnés pour penser que demander de l'aide est un signe de faiblesse, mais les mères qui travaillent ont besoin de toute l'aide qu'on peut leur offrir.
- **Soyez franche avec vos collègues de travail** : ils apprécieront votre sincérité et seront probablement heureux de pouvoir vous rendre service.
- **Prenez les coordonnées d'agences d'intérim** : vous aurez à payer assez cher pour faire venir une garde d'enfant au pied levé, mais cela pourra vous épargner bien des tracas.
- **Organisez-vous longtemps à l'avance** afin d'avoir quelqu'un pour remplacer la nourrice ou l'assistante maternelle lorsque celles-ci sont en congés : une étudiante en vacances sera certainement heureuse de pouvoir gagner un peu d'argent en faisant le raccord.
- **Voyez si vous ne pouvez pas prendre vos vacances** en même temps que la nourrice ou l'assistante maternelle : cela vous évitera le stress d'avoir à trouver des solutions de rechange et vous apprécierez de passer vos vacances en famille.

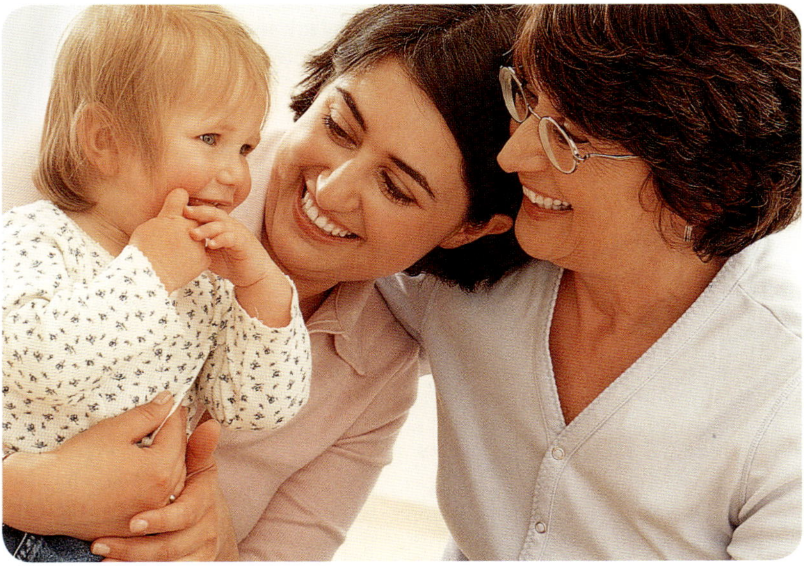

Rester à la maison

Rester à la maison avec son bébé peut paraître un luxe à certains, cela n'en reste pas moins du travail, et peut-être le plus dur que vous ayez jamais fait. Cependant toute l'énergie et la patience que vous y mettrez seront récompensées au centuple.

- **Il va sans dire qu'il faut pouvoir se le permettre financièrement** : si rester à la maison vous plonge dans l'endettement et met vos relations familiales à rude épreuve, il faudra peut-être voir comment faire autrement.
- **Essayez de vivre sur un seul salaire** pendant quelques mois juste après la naissance de votre enfant et de mettre vos allocations de maternité sur un compte épargne : si cela marche, vous pourrez envisager de prolonger cet essai.
- **Prenez aussi en considération les avantages que vous risquez de perdre** en matière de droits à la retraite, de mutuelle, de voiture de fonction, etc. : il se peut qu'il y ait plus qu'une simple perte de revenu.
- **Voyez quels sont les droits et avantages du papa** : peut-être est-il préférable que ce soit lui qui reste à la maison.
- **Créez un réseau avec d'autres mamans ayant aussi un bébé** : non seulement cela sera une stimulation importante pour vous et votre enfant, mais vous pourrez aussi partager vos idées, vos impressions et vos préoccupations.
- **Assurez-vous que le papa réalise les efforts que vous faites** et incitez-le gentiment à prendre un peu part aux tâches ménagères ; ne vous croyez pas obligée de jouer les superhéroïnes : votre priorité est la santé et le bien-être de votre enfant.
- **Faites des pauses pour lire le journal**, vous occuper un peu de la maison et aller faire les courses : les bébés doivent grandir dans l'idée que leur maman et leur papa ne peuvent pas se consacrer uniquement à eux.
- **Essayez de poursuivre les cours ou activités qui vous permettent d'entretenir vos compétences**, de manière à ne pas vous sentir totalement dépassée le jour où vous reprendrez le travail.
- ....
- ....
- ....

Index

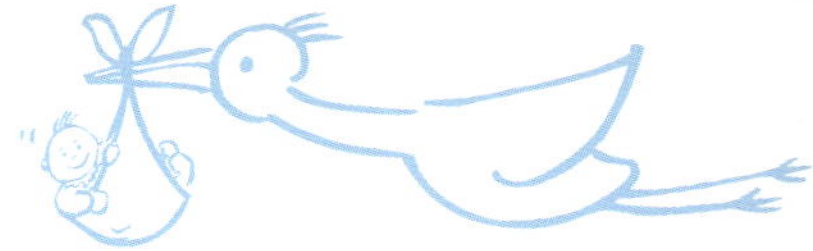

Remerciements

L'auteur tient à remercier Peggy Vance, Penny Warren et Helen Murray, de chez Dorling Kindersley, pour leurs précieux conseils et leur soutien sans faille dans la préparation et la rédaction de cet ouvrage, Angela Baynham et Helen, pour l'avoir aiguillée et pour leur attention, et Hannah Moore et Liz Sephton pour leur excellent travail de publication. Elle est aussi très reconnaissante au National Childbirth Trust, à Annabel Karmel et à AIMS pour toutes les informations qu'ils lui ont fournies, ainsi qu'à Melanie Woolcombe, homéopathe et hypnothérapeute, pour ses lumières. Karol Allen et Erica Manger, toutes deux jeunes mamans, ont eu la gentillesse d'essayer et de tester toutes les checklistes. Qu'elles en soient également remerciées. Enfin, un grand merci et un gros bisou à son fils Marcus, né il y a peu, et à ses deux grands frères, Cole et Luke, grâce auxquels elle a acquis l'expérience qui lui a permis d'écrire ce livre.

Crédits photographiques

Corbis : p. 71 (à gauche) ; Mother & Baby Picture Library, Ian Hooton : p. 112 (à gauche).

Toutes les autres images : © Dorling Kindersley.

Photographies de couverture (de gauche à droite et de haut en bas) : Bananastock/Thinkstock : n° 4, 6, 7, 8, 9, 11 ; Dorling Kindersley : n° 5, 10 ; Jupiterimages/Pixland/© Getty Images/Thinkstock : n° 1 ; Brand X Pictures/Thinkstock : n° 2 ; Stockbyte/Thinkstock : n° 3 ; iStockphoto/Thinkstock : n° 12.